四川省

患者就医流向现状及其对策研究

刘丹萍　段占祺　杨淑娟　著

U0384421

四川大学出版社

责任编辑：许　奕
责任校对：张伊伊
封面设计：墨创文化
责任印制：王　炜

图书在版编目（CIP）数据

四川省患者就医流向现状及其对策研究 / 刘丹萍，
段占祺，杨淑娟著. —成都：四川大学出版社，2018.8
ISBN 978－7－5690－2297－1

Ⅰ.①四… Ⅱ.①刘… ②段… ③杨… Ⅲ.①医疗保
健事业－卫生服务－研究－四川　Ⅳ.①R199.2

中国版本图书馆 CIP 数据核字（2018）第 201298 号

书　名	四川省患者就医流向现状及其对策研究	
著　者	刘丹萍　段占祺　杨淑娟	
出　版	四川大学出版社	
地　址	成都市一环路南一段24号 (610065)	
发　行	四川大学出版社	
书　号	ISBN 978－7－5690－2297－1	
印　刷	四川和乐印务有限责任公司	
成品尺寸	148 mm×210 mm	
印　张	6.5	
字　数	180 千字	
版　次	2018 年 8 月第 1 版	
印　次	2018 年 8 月第 1 次印刷	
定　价	38.00 元	

◆ 读者邮购本书，请与本社发行科联系。
电话:(028)85408408/(028)85401670/
(028)85408023　邮政编码:610065
◆ 本社图书如有印装质量问题，请
寄回出版社调换。
◆ 网址:http://www.scupress.net

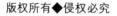

目　　录

第一部分 概 述

一、研究背景

医药卫生是重大的社会民生问题之一，"看病难、看病贵"一直是近年来公众关注的焦点问题。患者流向的不合理是导致"看病难、看病贵"的主要原因之一。准确掌握四川省患者及居民的就医流向现状及存在的问题，并提出相关对策及建议：一方面有助于四川省卫生行政管理部门制定合理的卫生规划、出台相关卫生政策、调整优化卫生资源配置、合理引导患者的就医流向，以提高四川省医疗卫生服务的整体效益、缓解四川省"看病难、看病贵"的问题；另一方面对相关卫生服务机构领导的决策、提高服务质量具有重要的现实意义。

二、研究目的

本研究旨在通过现场问卷调查、个人深入访谈和收集医疗机构历年相关数据，了解和分析四川省医疗机构患者及社区居民的就医选择意愿及选择原因、四川省各级医疗卫生机构卫生服务量的变化趋势、医疗费用、住院病种前十位分布情况，并在此基础上，有针对性地提出合理引导患者就医流向的相关对策和建议，为四川省卫生行政管理部门制定医疗卫生服务规划，调整优化卫生资源配置，进一步促进医疗卫生事业健康、可持续发展提供参考依据。

三、研究方法和研究内容

（一）研究方法

本研究分为人群调查研究与卫生机构卫生服务情况调查研究两部分。

人群调查研究采取面对面问卷调查和个人深入访谈法。卫生机构卫生服务情况调查研究采用四川省卫生和计划生育信息中心提供的历年相关数据。

（二）研究内容

人群调查研究分为医疗机构患者问卷调查、社区居民问卷调查和个人深入访谈三部分。

医疗机构患者调查问卷的内容包括：①患者个人及家庭基本情况；②患者本次就医选择医疗机构的原因，以及对医疗机构的看法及评价；③平时患者自觉病情一般时及严重时分别选择就医机构的情况及其选择原因；④患者对医疗信息的收集与评价。

社区居民调查问卷的内容包括：①居民个人及家庭基本情况；②居民最近一次就医选择医疗机构的原因，以及对医疗机构的看法及评价；③居民平时自觉病情一般时及严重时分别选择就医机构的情况及其选择原因；④居民对医疗信息的收集与评价。

患者和居民调查问卷的条目有单项选择和多项选择。

针对不同的访谈对象，设计不同的访谈提纲。患者与居民的访谈主要围绕就医选择及原因、看法及评价、医疗信息搜集等方面；医务人员和管理人员的访谈则关注就医选择现况、相关政策实施及建议等方面。

卫生机构卫生服务情况调查研究的内容主要包括以下几个方面：

（1）四川省常住人口情况。

（2）四川省各类医疗卫生机构服务量，主要分析指标包括总诊疗人次数、医师日均负担诊疗人次数、门诊人次数、入院人数、医师日均担负住院床日数以及病床使用率。

（3）四川省各类医疗卫生机构门诊/住院收入情况。

（4）四川省各类医疗卫生机构门诊/住院病人医药费用情况。

（5）四川省各类医疗卫生机构住院患者就诊疾病前十位分布。

第二部分　卫生服务需方调查

第一章　抽样方法与样本分布

第一节　医疗机构患者抽样方法及样本分布

一、抽样方法

抽样方法：①在成都市、宜宾市、遂宁市3个市的中心城区分别随机抽取三级综合医院、二级综合医院、社区卫生服务中心、社区卫生服务站、诊所各1家；②在3个市所属县中分别随机选取1个县，在3个县分别选择县医院、县中医院、社区卫生服务中心（有则调查）、社区卫生服务站（有则调查）、诊所（随机选取）各1家；③在3个县中，分别随机选取医疗服务开展相对好的乡卫生院和村卫生室各1家，以及开展相对差的乡卫生院和村卫生室各1家。对上述每家抽中机构内的就医患者进行抽样问卷调查。此外，四川大学华西医院（华西医院）、四川省人民医院（省医院）必须调查，但不计入上列。

在对患者进行抽样时，分门诊和住院病人。其中，社区卫生服务中心/站、私人诊所、村卫生室只调查门诊病人，省部级医院、三级医院、二级医院和乡镇卫生院调查门诊和住院病人。调查住院病人时，主要调查呼吸内科、消化内科、心内科、普外科等科室，视不同级别医疗机构分科情况而略有调整。

二、样本分布

计划调查患者 2410 名。最终回收有效问卷 2387 份，问卷有效回收率为 99.0％。其中，在四川大学华西医院和四川省人民医院分别调查患者 199 名，在其他医疗机构共计调查患者 1989名。1989 名患者的地区分布情况：成都 636 人，占 32.0％；宜宾 672 人，占 33.8％；遂宁 681 人，占 34.2％。1989 名患者的城乡分布情况：城市地区患者 801 人，占 40.3％；农村地区患者 1188 人，占 59.7％。1989 名患者的医疗机构类型分布情况：三级医院患者 299 人，占 15.0％；二级医院患者 717 人，占36.0％；社区卫生服务中心患者 149 人，占 7.5％；乡镇卫生院患者 395 人，占 19.9％；社区卫生服务站患者 107 人，占5.4％；村卫生室患者 76 人，占 3.8％；私人诊所患者 246 人，占 12.4％（详见表 2－1－1、表 2－1－2）。城市地区不同类型医疗机构患者的分布情况、农村地区不同类型医疗机构患者的分布情况分别详见表 2－1－3、表 2－1－4。

表 2－1－1 不同地区及区域调查患者的数量分布情况

地区	数量（人）	构成比（％）	区域	数量（人）	构成比（％）
成都	636	32.0	市区	801	40.3
宜宾	672	33.8	县城	1188	59.7
遂宁	681	34.2			
合计	1989	100.0	合计	1989	100.0

注：不包括四川大学华西医院、四川省人民医院患者。

表 2-1-2 不同类型医疗机构调查患者的数量分布情况

医疗机构类型	数量（人）	构成比（%）
三级医院	299	15.0
二级医院	717	36.0
社区卫生服务中心	149	7.5
乡镇卫生院	395	19.9
社区卫生服务站	107	5.4
村卫生室	76	3.8
私人诊所	246	12.4
合计	1989	100.0

注：不包括四川大学华西医院、四川省人民医院患者。

表 2-1-3 城市地区不同类型医疗机构调查患者的数量分布情况

医疗机构类型	数量（人）	构成比（%）
三级医院	299	37.3
二级医院	244	30.5
社区卫生服务中心/站	134	16.7
私人诊所	124	15.5
合计	801	100.0

注：不包括四川大学华西医院、四川省人民医院患者。

表 2-1-4 农村地区不同类型医疗机构调查患者的数量分布情况

医疗机构类型	数量（人）	构成比（%）
二级医院	473	39.8
社区卫生服务中心	55	4.6
社区卫生服务站	67	5.6

医疗机构类型	数量（人）	构成比（%）
私人诊所	122	10.3
乡镇卫生院	395	33.2
村卫生室	76	6.4
合计	1188	100.0

第二节　社区居民抽样方法及样本分布

一、抽样方法

在成都、宜宾和遂宁开展医疗机构患者调查的中心城区、县城和乡镇调查，同时进行社区居民抽样调查。调查对象纳入条件：在所在社区居住满 6 个月及以上，且调查前两周内有患病就医经历。具体抽样计划：①分别在 3 个市的中心城区选取一个社区，在 3 个选中社区各调查 100 名社区居民；②在 3 个县城各调查 50 名社区居民；③在 6 个乡镇各调查 50 名社区居民。

二、样本分布

回收有效问卷 760 份。成都 257 人，占 33.8%；宜宾 251人，占 33.0%；遂宁 252 人，占 33.2%。城市地区 308 人，占40.5%；农村地区（包括县城地区和乡镇地区）453 人，占59.5%。具体情况详见表 2-1-5。

表 2-1-5　调查社区居民的分布情况

地区	数量（人）	构成比(%)	区域	数量（人）	构成比(%)
成都	257	33.8	城市	308	40.5
宜宾	251	33.0	农村	453	59.5
遂宁	252	33.2			
合计	760	100.0	合计	761	100.0

第三节　深入访谈对象选择方法及访谈对象分布

深入访谈在成都地区进行。在抽取的医疗机构中，每家医疗机构访谈 1 名管理人员、1 名医务人员、1～2 名患者。另外，分别在城市地区访谈 2 名社区居民，农村地区访谈 4 名社区居民。共访谈 53 人，其中，医疗机构管理人员 10 人，医务人员 15 人，患者 22 人，社区居民 6 人。访谈对象的分布情况见表 2-1-6。

表 2-1-6　访谈对象的分布情况

访谈对象	城市地区	农村地区
省部级医院	6	/
三级医院	4	/
二级医院	4	8
社区卫生服务中心/站	5	6
乡镇卫生院	/	6
村卫生室	/	4
私人诊所	2	2
社区	2	4
合计	23	30

第二章　医疗机构内患者就医行为的调查分析结果

第一节　省部级医疗机构患者的调查分析结果

一、患者个人和家庭基本情况

到省部级医疗机构就医的患者的个人基本情况详见表 2-2-1。其中，管理者/技术人员均占到了一定的比例（华西医院 24.1%、省医院 16.1%）。大多数为已婚者（华西医院 84.4%、省医院 81.4%）。老年患者的比例在华西医院为 16.1%，在省医院为 32.2%。绝大多数患者参加了社会医疗保险（均为 95.5%）。值得注意的是，省部级医疗机构中，非成都市户口的患者占比在一半左右。自觉病情严重的患者都占到四成以上（华西医院 42.2%、省医院 40.7%）。

表 2-2-1　省部级医疗机构患者的个人基本情况

	华西医院		省医院			华西医院		省医院	
	人数	构成比（%）	人数	构成比（%）		人数	构成比（%）	人数	构成比（%）
性别					年龄（岁）				
男	100	50.3	100	50.3	15~40	65	32.7	64	32.2
女	99	49.7	99	49.7	41~64	102	51.3	71	35.7

	华西医院		省医院			华西医院		省医院	
	人数	构成比（%）	人数	构成比（%）		人数	构成比（%）	人数	构成比（%）
是否本市户口					65 岁及以上	32	16.1	64	32.2
是	99	49.7	105	52.8	文化程度				
否	100	50.3	94	47.2	文盲	14	7.0	18	9.0
婚姻状况					小学	24	12.1	40	20.1
未婚	25	12.6	20	10.1	初中	62	31.2	47	23.6
已婚	168	84.4	162	81.4	高中/中专	51	25.6	33	16.6
离婚及丧偶	6	3.0	17	8.5	大专及以上	48	24.1	61	30.7
是否参加社会医疗保险					是否购买商业医疗保险				
是	190	95.5	190	95.5	是	24	12.1	30	15.1
否	9	4.5	9	4.5	否	175	87.9	169	84.9
职业					个人年收入				
管理者/技术人员	48	24.1	32	16.1	5000 元以内	34	17.1	26	13.1
工人/员工	44	22.1	29	14.6	5000～9999 元	27	13.6	20	10.1
离退休人员	38	19.1	66	33.2	10000～29999 元	71	35.7	86	43.2
无业人员	28	14.1	30	15.1	30000～49999 元	45	22.6	36	18.1
农民	15	7.5	25	12.6	50000～99999 元	15	7.5	24	12.1
其他	26	13.1	17	8.5	10 万元及以上	7	3.5	7	3.5
发病时自觉病情严重程度									
轻	29	14.6	29	14.6					
中	86	43.2	89	44.7					
重	84	42.2	81	40.7					

到省部级医疗机构就医的患者的家庭基本情况详见表 2－2－2。华西医院患者中，其家庭人均年收入在 1 万元以下、5 万元及以上的比例分别占到 28.1%、10.0%，省医院分别是 15.5%、20.2%。最近一年家庭医疗支出占收入的比例在 40%及以上的患者比例，华西医院是 22.6%，省医院是 15.6%。华西医院患者中，当家人文化程度为小学及以下、大专及以上者的比例分别为 16.6%、20.6%，省医院分别是 28.6%、25.1%。

表 2－2－2　省部级医疗机构患者的家庭基本情况

	华西医院		省医院			华西医院		省医院	
	人数	构成比（%）	人数	构成比（%）		人数	构成比（%）	人数	构成比（%）
家庭人均年收入					当家人文化程度				
5000 元以内	20	10.1	14	7.0	文盲	13	6.5	18	9.0
5000～9999 元	36	18.1	17	8.5	小学	20	10.1	39	19.6
10000～29999 元	94	47.2	96	48.2	初中	75	37.7	61	30.7
30000～49999 元	29	14.6	32	16.1	高中/中专	50	25.1	31	15.6
50000～99999 元	16	8.0	20	10.1	大专及以上	41	20.6	50	25.1
10 万元及以上	4	2.0	20	10.1					
近一年家庭医疗支出占收入的比例									
10%以下	62	31.2	111	55.8					
10%～19%	51	25.6	30	15.1					
20%～29%	24	12.1	16	8.0					
30%～39%	17	8.5	11	5.5					

	华西医院		省医院			华西医院		省医院	
	人数	构成比（%）	人数	构成比（%）		人数	构成比（%）	人数	构成比（%）
40%~49%	10	5.0	9	4.5					
50%及以上	35	17.6	22	11.1					

二、本次就医选择的原因及看法

本研究调查询问了患者此次就医选择医疗机构的原因，以及有关就医的看法和评价。

（一）选择医疗机构的原因

两家医院的患者选择医疗机构的原因均以"技术高""设备好"为主。此外，四川省人民医院的患者中13.6%选择了"距离近"。

分析患者最主要的选择原因，结果显示，华西医院患者中因为"技术高"选择到该医院就医的患者比例高达83.9%，省医院患者中该比例为58.8%。具体情况详见表2-2-3。

表2-2-3 省部级医疗机构患者选择就医机构的原因

原因	四川大学华西医院		四川省人民医院	
	人次数	构成比（%）	人次数	构成比（%）
距离近	10	2.5	59	13.6
价格合理	6	1.5	15	3.5
技术高	183	45.5	153	35.3
设备好	120	29.9	88	20.3
药品丰富	36	9.0	31	7.1

	四川大学华西医院		四川省人民医院	
态度好	14	3.5	25	5.8
定点单位	3	0.7	12	2.8
有熟人	6	1.5	18	4.1
有信赖医生	16	4.0	27	6.2
其他	8	2.0	6	1.4
最主要原因	人数	构成比（%）	人数	构成比（%）
距离近	7	3.5	38	19.1
价格合理	2	1.0	2	1.0
技术高	167	83.9	117	58.8
设备好	8	4.0	5	2.5
药品丰富	2	1.0	1	0.5
态度好	1	0.5	1	0.5
定点单位	5	2.5	6	3.0
有熟人	3	1.5	13	6.5
有信赖医生	4	2.0	11	5.5
其他	7	3.5	5	2.5

（二）就医看法及评价

就医看法及评价包括就医体验（就医距离、就医花费、就医等候时间、总体印象）和社会医疗保险报销的影响。

调查显示，在就医距离方面，华西医院患者中认为距离远的比例占到三分之一，在省医院患者中该比例仅为6.0%。在就医花费方面，华西医院患者和省医院患者认为贵的比例均较高（分别为42.7%和33.7%）。在就医等候时间方面，两医院患者中认为等候时间长的比例：华西医院为 65.8%、省医院为 42.7%。对医院印象好的比例：华西医院患者为 77.4%，省医院患者为 73.9%。对于医疗保险报销比例对就医机构选择的影响，两家医院的患者看法较为接近，患者中认为医保报销比例对其有影响的比例为 51.8%。具体情况详见表 2-2-4。

表 2-2-4 省部级医疗机构患者的就医看法及评价

看法及评价	四川大学华西医院		四川省人民医院	
	人数	构成比（%）	人数	构成比（%）
距离				
不远	67	33.7	67	33.7
一般	65	32.7	120	60.3
远	67	33.7	12	6.0
价格				
贵	85	42.7	67	33.7
一般	94	47.2	120	60.3
不贵	20	10.1	12	6.0
等候时间				
长	131	65.8	85	42.7
一般	43	21.6	68	34.2
不长	25	12.6	46	23.1
印象				
好	154	77.4	147	73.9
一般	41	20.6	51	25.6
不好	4	2.0	1	0.5
医疗报销比例是否影响选择				

看法及评价	四川大学华西医院		四川省人民医院	
	人数	构成比（%）	人数	构成比（%）
是	98	49.2	108	54.3
否	101	50.8	91	45.7
医疗报销比例的影响程度				
高	39	39.0	40	37.0
一般	55	55.0	63	58.3
低	6	6.0	5	4.6

三、自觉病情一般时的就医选择及原因

（一）就医选择情况

本研究调查询问了患者自觉病情一般时的就医选择及他们做出选择的原因。结果显示，自觉病情一般时，除12.8%的患者选择自我医疗外，选择到二级医院就医的比例最高（27.4%），其次为乡镇卫生院/社区卫生服务中心（19.8%），再次为私人诊所（15.1%）。选择药店坐堂医生、村卫生室/社区卫生服务站的患者比例分别为12.3%、4.8%。此外，有7.0%的患者选择到三级医院就医。具体情况详见表2-2-5及图2-2-1。

表 2-2-5 省部级医疗机构患者自觉病情一般时的就医选择

就医选择	人数	构成比（%）	排序
村卫生室/社区卫生服务站	19	4.8	7
乡镇卫生院/社区卫生服务中心	79	19.8	2
二级医院	109	27.4	1
三级医院	28	7.0	6

就医选择	人数	构成比（%）	排序
私人诊所	60	15.1	3
药店坐堂医生	49	12.3	5
民营医院	3	0.8	8
自我医疗	51	12.8	4
合计	398	100.0	

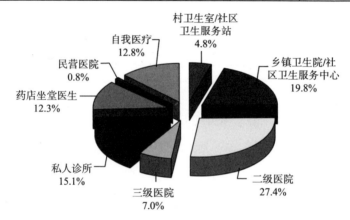

图 2-2-1　省部级医疗机构患者自觉病情一般时的就医选择

（二）选择原因

询问患者自觉病情一般时选择就医机构的原因，选择村卫生室/社区卫生服务站的患者选择"距离近""价格合理""态度好"的比例较高，选择乡镇卫生院/社区卫生服务中心、二级医院、私人诊所和药店坐堂医生的患者选择"距离近""价格合理"的比例较高，选择三级医院的患者选择"技术高"的比例较高。

询问患者选择的最主要原因，选择三级医院的患者以"技术高"的比例最高，选择其他类型医疗机构的患者中以"距离近"占比最高。具体情况详见表2-2-6。

表2-2-6 省部级医疗机构患者自觉病情一般时选择就医机构的原因

原因	村卫生室/社区卫生服务站		乡镇卫生院/社区卫生服务中心		二级医院		三级医院		私人诊所		药店坐堂医生		民营医院	
	人次数	占比(%)	人次数	占比(%)	人次数	占比(%)	人次数	占比(%)	人次数	占比(%)	人次数	占比(%)	人次数	比例
距离近	19	42.2	74	46.8	83	38.8	18	26.5	53	55.8	28	40.0	3	3/3
价格合理	15	33.3	51	32.3	63	29.4	7	10.3	24	25.3	25	35.7	2	2
技术高	3	6.7	2	1.3	20	9.3	20	29.4	4	4.2	2	2.9	0	0
设备好	0	0.0	1	0.6	11	5.1	9	13.2	1	1.1	0	0.0	0	0
药品丰富	0	0.0	3	1.9	4	1.9	1	1.5	2	2.1	3	4.3	0	0
态度好	7	15.6	11	7.0	7	3.3	6	8.8	2	2.1	1	1.4	0	0
定点单位	1	2.2	9	5.7	12	5.6	4	5.9	0	0.0	0	0.0	0	0
有熟人	0	0.0	1	0.6	4	1.9	1	1.5	2	2.1	0	0.0	0	0
有信赖医生	0	0.0	4	2.5	8	3.7	2	2.9	3	3.2	0	0.0	0	0
其他	0	0.0	2	1.3	2	0.9	0	0.0	4	4.2	11	15.7	0	0

最主要原因	村卫生室/社区卫生服务站		乡镇卫生院/社区卫生服务中心		二级医院		三级医院		私人诊所		药店坐堂医生		民营医院	
	人数	占比(%)	人数	占比(%)	人数	占比(%)	人数	占比(%)	人数	占比(%)	人数	占比(%)	人数	比例
距离近	17	89.5	60	75.9	78	71.6	11	39.3	46	76.7	26	53.1	3	3/3
价格合理	2	10.5	9	11.4	11	10.1	0	0.0	6	10.0	9	18.4	0	0
技术高	0	0.0	1	1.3	11	10.1	14	50.0	2	3.3	2	4.1	0	0
设备好	0	0.0	0	0.0	0	0.0	0	0.0	0	0.0	0	0.0	0	0
药品丰富	0	0.0	0	0.0	0	0.0	1	3.6	1	1.7	2	4.1	0	0
态度好	0	0.0	1	1.3	1	0.9	1	3.6	0	0.0	0	0.0	0	0
定点单位	0	0.0	6	7.6	4	3.7	1	3.6	0	0.0	0	0.0	0	0
有熟人	0	0.0	1	1.3	1	0.9	0	0.0	0	0.0	0	0.0	0	0
有信赖医生	0	0.0	0	0.0	2	1.8	0	0.0	2	3.3	0	0.0	0	0
其他	0	0.0	1	1.3	1	0.9	0	0.0	3	5.0	10	20.4	0	0

四、自觉病情严重时的就医选择及原因

（一）就医选择情况

本研究调查询问了患者自觉病情严重时的就医选择及他们做出选择的原因。结果显示，自觉病情严重时，患者均选择到医疗机构就医。其中，选择到三级医院就医的患者占到绝大多数，比例高达 93.1%。具体情况详见表 2-2-7 及图 2-2-2。

表 2-2-7　省部级医疗机构患者自觉病情严重时选择的就医机构

就医机构	人数	构成比（%）
村卫生室/社区卫生服务站	1	0.3
乡镇卫生院/社区卫生服务中心	3	0.8
二级医院	23	5.8
三级医院	371	93.1
合计	398	100.0

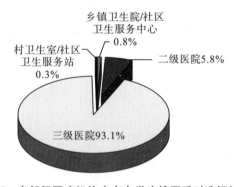

图 2-2-2　省部级医疗机构患者自觉病情严重时选择的就医机构

（二）选择原因

自觉病情严重时，选择到三级医院就医的患者以"技术高""设备好"的比例较高，分别为 43.8%、28.0%。问及他们选择

的最主要原因,"技术高"的比例高达 84.1%。具体情况详见表 2-2-8。

表 2-2-8 省部级医疗机构患者自觉病情严重时选择就医机构的原因

原因	村卫生室/社区卫生服务站		乡镇卫生院/社区卫生服务中心		二级医院		三级医院	
	人次数	比例	人次数	比例	人次数	占比(%)	人次数	占比(%)
距离近	0	0	1	1/3	11	18.6	50	6.5
价格合理	0	0	0	0	6	10.2	19	2.5
技术高	1	1/1	2	2/3	15	25.4	339	43.8
设备好	0	0	0	0	9	15.3	217	28.0
药品丰富	0	0	0	0	8	13.6	62	8.0
态度好	0	0	0	0	3	5.1	22	2.8
定点单位	0	0	0	0	6	10.2	12	1.6
有熟人	0	0	0	0	1	1.7	13	1.7
有信赖医生	0	0	0	0	0	0.0	37	4.8
其他	0	0	0	0	0	0.0	3	0.4
最主要原因	人数	比例	人数	比例	人数	占比(%)	人数	占比(%)
距离近	0	0	1	1/3	6	26.1	22	5.9
价格合理	0	0	0	0	1	4.3	0	0.0
技术高	1	1/1	2	2/3	12	52.2	312	84.1
设备好	0	0	0	0	0	0.0	8	2.2
药品丰富	0	0	0	0	2	8.7	1	0.3
态度好	0	0	0	0	0	0.0	1	0.3
定点单位	0	0	0	0	2	8.7	3	0.8
有熟人	0	0	0	0	0	0.0	9	2.4

最主要原因	村卫生室/社区卫生服务站		乡镇卫生院/社区卫生服务中心		二级医院		三级医院	
	人数	比例	人数	比例	人数	占比（%）	人数	占比（%）
有信赖医生	0	0	0	0	0	0.0	14	3.8
其他	0	0	0	0	0	0.0	1	0.3

五、慢性病就医选择情况

（一）慢性病患病情况

调查的398名省部级医疗机构患者中，126人患有经医生确诊的慢性病，慢性病患病率为31.6%。从疾病系统看，循环系统疾病患病率最高（15.3%），其次为内分泌和营养代谢性疾病（10.3%），再次为呼吸系统疾病（5.5%），第四是消化系统疾病（3.5%）。具体情况详见表2-2-9及图2-2-3。

表2-2-9 省部级医疗机构患者慢性病患病的疾病系统情况

疾病系统	患病人数	患病率（%）	排序
精神和行为障碍	1	0.3	9
呼吸系统疾病	22	5.5	3
循环系统疾病	61	15.3	1
消化系统疾病	14	3.5	4
内分泌和营养代谢性疾病	41	10.3	2
泌尿系统疾病	6	1.5	5
肌肉骨骼系统和结缔组织疾病	6	1.5	5
恶性肿瘤	5	1.3	7
其他	3	0.8	8

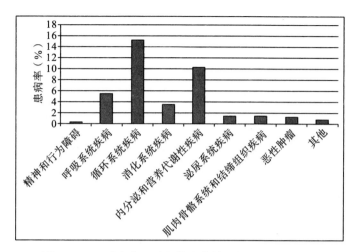

图 2-2-3　省部级医疗机构患者的慢性病患病率情况

　　将所患的慢性病按患病率由高到低排序，排前 5 位的疾病依次为高血压、糖尿病、慢性胃炎、慢性气管炎/慢性支气管炎和类风湿性关节炎。具体情况详见表 2-2-10。

表 2-2-10　省部级医疗机构患者患慢性病前五位病种

顺位	病种	患病人数	患病率（%）
1	高血压	48	12.1
2	糖尿病	40	10.1
3	慢性胃炎	6	1.5
4	慢性气管炎/慢性支气管炎	6	1.5
5	类风湿性关节炎	5	1.3

（二）慢性病就医选择情况

　　调查显示，患者大多选择到三级医院治疗慢性病，比例最高，占到 66.2%，其次为二级医院和乡镇卫生院/社区卫生服务中心（均为 14.5%），三者合计比例为 95.2%。具体情况详见

表2-2-11及图2-2-4。

表2-2-11　省部级医疗机构患者慢性病的就医选择

就医选择	选择人次数	占比（%）	排序
未治疗	3	1.8	4
村卫生室/社区卫生服务站	2	1.2	5
乡镇卫生院/社区卫生服务中心	24	14.5	2
二级医院	24	14.5	2
三级医院	110	66.2	1
药店坐堂医生	2	1.2	5
其他	1	0.6	7

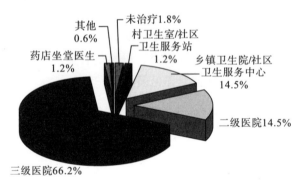

图2-2-4　省部级医疗机构患者慢性病的就医选择

六、医疗信息收集情况

（一）收集渠道

我们分析发现，省部级医疗机构就医患者收集医疗信息的渠道主要为熟人朋友、自身体验、电视和网络。最主要和最可信的信息收集渠道均以熟人朋友和自身体验占较大比例。具体情况详见表2-2-12。

表 2-2-12　省部级医疗机构患者医疗信息的收集渠道

渠道	四川大学华西医院		四川省人民医院	
	人次数	构成比（%）	人次数	构成比（%）
电视	59	18.6	64	18.1
网络	59	18.6	49	13.9
报纸、杂志、书籍	12	3.8	27	7.6
广播	3	0.9	6	1.7
宣传墙报折页	6	1.9	18	5.1
熟人朋友	125	39.3	143	40.5
病友	0	0.0	1	0.3
自身体验	46	14.5	37	10.5
其他	8	2.5	8	2.3
最主要渠道	人数	构成比（%）	人数	构成比（%）
电视	33	17.5	18	9.6
网络	27	14.3	27	14.4
报纸、杂志、书籍	5	2.6	6	3.2
广播	0	0.0	0	0.0
宣传墙报折页	2	1.1	0	0.0
熟人朋友	78	41.3	96	51.1
病友	0	0.0	0	0.0
自身体验	38	20.1	32	17.0
其他	6	3.2	9	4.8
最可信渠道	人数	构成比（%）	人数	构成比（%）
电视	22	11.6	9	4.8
网络	22	11.6	15	8.0
报纸、杂志、书籍	4	2.1	7	3.7

最可信渠道	四川大学华西医院		四川省人民医院	
	人数	构成比（%）	人数	构成比（%）
广播	0	0.0	0	0.0
宣传墙报折页	1	0.5	1	0.5
熟人朋友	91	48.1	117	62.2
病友	0	0.0	0	0.0
自身体验	42	22.2	31	16.5
其他	7	3.5	8	4.3

（二）关注的信息内容

省部级医疗机构就医患者关注的医疗信息内容以医院口碑、医务人员信息和花费水平为主。最关注的信息内容以医院口碑和医务人员信息为主。超过90%的患者认为医疗信息会对选择就医机构造成影响。具体情况详见表2—2—13。

表2—2—13　省部级医疗机构患者关注的医疗信息

关注的信息内容	四川大学华西医院		四川省人民医院	
	人次数	构成比（%）	人次数	构成比（%）
医院口碑	103	26.7	128	29.0
医务人员信息	131	33.9	110	24.9
花费水平	77	19.9	81	18.4
距离远近	19	4.9	34	7.7
诊疗服务	28	7.3	39	8.8
候诊便捷程度	26	6.7	47	10.7
其他	2	0.5	2	0.5

最关注的信息内容	四川大学华西医院		四川省人民医院	
	人数	构成比（%）	人数	构成比（%）
医院口碑	71	37.6	99	52.7
医务人员信息	92	48.6	49	26.1
花费水平	13	6.9	17	9.0
距离远近	2	1.1	1	0.5
诊疗服务	8	4.2	19	10.1
候诊便捷程度	3	1.6	3	1.6
其他	0	0.0	0	0.0

（三）他人信息对就医选择的影响

在选择就医机构时，两家医院患者中会考虑他人意见的比例均超过了一半（分别为55.3%和71.9%）。患者考虑意见的来源以家人、亲戚朋友、医生/护士为主。他们认为最可信的人群主要是家人和医生/护士。具体情况详见表2-2-14。

表2-2-14 他人信息对省部级医疗机构患者就医选择的影响情况

考虑哪些人的意见	四川大学华西医院		四川省人民医院	
	人次数	构成比（%）	人次数	构成比（%）
家人	95	41.7	124	42.6
亲戚朋友	62	27.2	74	25.4
医生/护士	45	19.7	51	17.5
病友	10	4.4	9	3.1
邻居	6	2.6	14	4.8
同事	9	3.9	18	6.2
其他	1	0.4	1	0.3

最可信的人	四川大学华西医院		四川省人民医院	
	人数	构成比（%）	人数	构成比（%）
家人	67	66.3	94	65.7
亲戚朋友	8	7.9	9	6.3
医生/护士	24	23.8	38	26.6
病友	2	2.0	1	0.7
邻居	0	0.0	1	0.7
同事	0	0.0	0	0.0
其他	0	0.0	0	0.0

第二节　城市地区医疗机构患者的调查分析结果

一、患者个人和家庭基本情况

我们对不同类别医疗机构患者的个人基本情况进行分析比较，结果发现，到社区卫生服务中心/站、私人诊所就医的女性患者比例较高（分别为67.9%、64.5%），高于三级医院和二级医院（分别为50.8%、54.1%）。私人诊所患者中的年轻人比例（31.5%）高于其他类型医疗机构。二、三级医院患者中的老年人比例（分别为41.4%、28.8%）高于社区卫生服务中心/站和私人诊所（分别为20.1%、22.6%）。三级医院和私人诊所的非本市户口患者所占的比例相对较高（分别为22.4%、25.0%）。三级医院患者中的管理者/技术人员比例高于其他类型医疗机构；私人诊所患者中的工人/员工比例最高（37.1%），离退休人员比例在四类医疗机构中最低（18.5%），详见表2-2-15。

值得注意的是，分析显示不同类别医疗机构患者的自觉病情严重程度差异不显著。在二级和三级医院患者中，自觉病情轻和一般者也占到了相当的比例，二级医院为 47.2%，三级医院甚至更高，达到了 54.9%。

三级医院患者中，家庭人均年收入低者（<1 万元）所占比例（31.8%）明显低于其他类型医疗机构，其他类型医疗机构患者中的该比例均超过 40%。同时，不同类型医疗机构患者个人收入水平的差异无统计学意义，患者家庭人均年收入的差异有统计学意义。有趣的是，不同类型医疗机构患者本人的文化程度差异无统计学意义，但是患者家庭的当家人文化程度差异却具有统计学意义。社区卫生服务中心/站和私人诊所患者的当家人文化程度低（文盲和小学）的比例（分别为 41.8%、40.4%）明显高于二级医院和三级医院（分别为 33.2%、33.1%），详见表 2-2-16。

表2-2-15 城市地区不同类别医疗机构患者个人基本情况比较

	三级医院		二级医院		社区卫生服务中心/站		私人诊所	
	人数	构成比（%）	人数	构成比（%）	人数	构成比（%）	人数	构成比（%）
性别								
男	147	49.2	112	45.9	43	32.1	44	35.5
女	152	50.8	132	54.1	91	67.9	80	64.5
年龄（岁）								
15～40	77	25.8	38	15.6	34	25.4	39	31.5
41～64	136	45.5	105	43.0	73	54.5	57	46.0
65岁及以上	86	28.8	101	41.4	27	20.1	28	22.6
是否本市户口								
是	232	77.6	232	95.1	115	85.8	93	75.0
否	67	22.4	12	4.9	19	14.2	31	25.0
是否参加社会医疗保险								
是	283	94.6	237	97.1	129	96.3	113	91.1
否	16	5.4	7	2.9	5	3.7	11	8.9

续表2-2-15

	三级医院		二级医院		社区卫生服务中心/站		私人诊所	
	人数	构成比（%）	人数	构成比（%）	人数	构成比（%）	人数	构成比（%）
是否购买商业医疗保险								
是	41	13.7	27	11.1	22	16.4	14	11.3
否	258	86.3	217	88.9	112	83.6	110	88.7
婚姻状况								
未婚	14	4.7	11	4.5	12	9.0	10	8.1
已婚	256	85.6	196	80.3	104	77.6	100	80.6
离婚及丧偶	29	9.7	37	15.2	18	13.4	14	11.3
文化程度								
文盲	26	8.7	42	17.2	15	11.2	17	13.7
小学	80	26.8	64	26.2	40	29.9	39	31.5
初中	88	29.4	65	26.6	40	29.9	31	25.0
高中/中专	59	19.7	51	20.9	22	16.4	18	14.5
大专及以上	46	15.4	22	9.0	17	12.7	19	15.3

续表 2-2-15

	三级医院		二级医院		社区卫生服务中心/站		私人诊所	
	人数	构成比(%)	人数	构成比(%)	人数	构成比(%)	人数	构成比(%)
职业								
管理者/技术人员	49	16.4	14	5.7	14	10.4	16	12.9
工人/员工	59	19.7	44	18.0	15	11.2	46	37.1
离退休人员	77	25.8	85	34.8	43	32.1	23	18.5
无业人员	63	21.1	54	22.1	32	23.9	26	21.0
农民	42	14.0	41	16.8	21	15.7	12	9.7
其他	9	3.0	6	2.5	9	6.7	1	0.8
个人年收入								
5000 元以内	66	22.1	78	32.0	34	25.4	34	27.4
5000~9999 元	36	12.0	25	10.2	19	14.2	15	12.1
10000~29999 元	110	36.8	99	40.6	57	42.5	47	37.9
30000~49999 元	48	16.1	26	10.7	13	9.7	11	8.9
50000~99999 元	26	8.7	12	4.9	6	4.5	10	8.1
10 万元及以上	13	4.3	4	1.6	5	3.7	7	5.6

续表2-2-15

	三级医院		二级医院		社区卫生服务中心/站		私人诊所	
	人数	构成比(%)	人数	构成比(%)	人数	构成比(%)	人数	构成比(%)
发病时自觉严重程度								
轻	45	15.1	26	10.7	24	17.9	23	18.5
一般	119	39.8	89	36.5	52	38.8	57	46.0
重	135	45.2	129	52.9	58	43.3	44	35.5

表2-2-16　城市地区不同类别医疗机构患者家庭基本情况比较

	三级医院		二级医院		社区卫生服务中心/站		私人诊所	
	人数	构成比(%)	人数	构成比(%)	人数	构成比(%)	人数	构成比(%)
家庭人均年收入								
5000元以内	44	14.7	56	23.0	21	15.7	17	13.7
5000元~9999元	51	17.1	46	18.9	35	26.1	33	26.6
1万元~29999元	122	40.8	74	30.3	60	44.8	36	29.0
3万元~49999元	48	16.1	38	15.6	12	9.0	18	14.5
5万元~99999元	20	6.7	15	6.1	5	3.7	14	11.3

	三级医院		二级医院		社区卫生服务中心/站		私人诊所	
	人数	构成比(%)	人数	构成比(%)	人数	构成比(%)	人数	构成比(%)
10万元及以上	14	4.7	15	6.1	1	0.7	6	4.8
近一年家庭医疗支出占收入的比例								
10%以下	118	39.5	121	49.6	71	53.0	62	50.0
10%~19%	61	20.4	34	13.9	27	20.1	25	20.2
20%~29%	33	11.0	21	8.6	13	9.7	18	14.5
30%~39%	18	6.0	15	6.1	9	6.7	4	3.2
40%~49%	15	5.0	15	6.1	6	4.5	5	4.0
50%及以上	54	18.1	38	15.6	8	6.0	10	8.1
当家人文化程度								
文盲	21	7.0	22	9.0	13	9.7	10	8.1
小学	78	26.1	59	24.2	43	32.1	40	32.3
初中	96	32.1	85	34.8	43	32.1	37	29.8
高中/中专	62	20.8	59	24.2	18	13.4	20	16.1
大专及以上	42	14.1	19	7.8	17	12.7	17	13.7

二、本次就医选择的原因及看法

(一) 选择就医机构的原因

调查中将患者选择就医机构的原因设置为多选题。分析显示："技术高"和"设备好"在三级医院就医患者中所占的比例明显高于其他类型医疗机构，分别达到 33.3％、19.7％。"定点单位"在二级医院就医患者中所占的比例较其他类型医疗机构突出，达到 17.1％。到社区卫生服务中心/站和私人诊所就诊的患者，"距离近"和"态度好"的比例明显高于二级和三级医院。"距离近"在社区卫生服务中心/站和私人诊所的比例分别为 29.9％、25.6％，相对应的，在二级和三级医院就医患者中比例分别为 18.6％、13.1％；"态度好"在社区卫生服务中心/站和私人诊所的比例分别为 15.7％、15.1％，在二级和三级医院就医患者中分别为 11.9％、10.2％。此外，在社区卫生服务中心/站就医患者中，"价格合理"的比例在各类医疗机构就医患者中较高，为 18.6％。"有信赖医生"在私人诊所就医患者中的比例明显高于其他类型医疗机构，达到 16.1％。

在被问及选择就医机构的最主要原因时，我们发现：三级医院就医患者的选择集中在"技术高"，比例高达 63.9％，同时该比例明显高于其他类型医疗机构，该比例在二级医院、社区卫生服务中心/站、私人诊所就医患者中分别为 23.4％、6.0％、25.0％。二级医院就医患者中，"定点单位"的比例与其他类型医疗机构就医患者比较，非常突出，比例达到 27.0％，在其他类型医疗机构就医患者中，该比例均在 8％以下。到社区卫生服务中心/站就医的患者，选择集中在"距离近"，比例超过 50％。到私人诊所就诊的患者，除选择"距离近"的比例最高（35.5％）外，"有信赖医生"的比例较高，远高于其他类型医疗机构就医患者，比例达到 21.0％，其他类型医疗机构就医患者中该比例均在10％以下。具体情况详见表2-2-17。

表2-2-17　城市地区不同医疗机构患者选择就医机构的原因

原因	三级医院		二级医院		社区卫生服务中心/站		私人诊所	
	人次数	构成比（％）	人次数	构成比（％）	人次数	构成比（％）	人次数	构成比（％）
距离近	91	13.1	94	18.6	95	29.9	76	25.6
价格合理	34	4.9	90	17.8	59	18.6	43	14.4
技术高	232	33.3	89	17.6	32	10.1	62	20.8
设备好	137	19.7	30	6.0	13	4.1	4	1.3
药品丰富	40	5.7	10	2.0	3	0.9	3	1.0
态度好	71	10.2	60	11.9	50	15.7	45	15.1
定点单位	32	4.6	86	17.1	30	9.4	3	1.0
有熟人	18	2.6	11	2.2	5	1.6	14	4.7
有信赖医生	29	4.2	24	4.8	29	9.1	48	16.1
其他	12	1.7	10	2.0	2	0.6	0	0.0
最主要原因	人数	构成比（％）	人数	构成比（％）	人数	构成比（％）	人数	构成比（％）
距离近	44	14.7	51	20.9	72	53.7	44	35.5
价格合理	6	2.0	36	14.8	18	13.4	13	10.5
技术高	191	63.9	57	23.4	8	6.0	31	25.0
设备好	12	4.0	3	1.2	0	0.0	0	0.0
药品丰富	0	0.0	2	0.8	1	0.7	0	0.0
态度好	5	1.7	6	2.5	8	6.0	3	2.4
定点单位	10	3.3	66	27.0	10	7.5	3	2.4
有熟人	8	2.7	5	2.0	2	1.5	4	3.2
有信赖医生	16	5.4	11	4.5	13	9.7	26	21.0
其他	7	2.3	7	2.9	2	1.5	0	0.0

（二）就医看法及评价

对不同类别医疗机构患者的就医看法及评价进行分析比较，结果显示：在被问及医疗机构的远近程度时，感觉"不远"的患者在社区卫生服务中心/站和私人诊所就医患者中所占比例（分别为79.9%、85.5%）明显高于二级和三级医院就医患者；相对应，感觉"远"的患者在二级和三级医院就医患者中所占比例明显较社区卫生服务中心/站和私人诊所就医患者的比例高，前两者分别为18.0%、17.7%，后两者分别为6.7%、4.8%。

在被问及医疗机构收费价格时：感觉"贵"的在三级医院就医患者中所占比例远高于其他类型医疗机构，达到三分之一左右；评价"不贵"的在社区卫生服务中心/站就医患者中的比例最高，为73.9%，明显较其他类型医疗机构高，私人诊所为58.9%，二级医院为45.9%。

感觉"等候时间长"的患者在三级医院就医患者中所占比例（29.8%）明显高于其他类型医疗机构。相对应，评价"等候时间不长"的患者在社区卫生服务中心/站就医患者中所占的比例最高（81.3%），其次是二级医院（68.9%），再次是私人诊所（64.5%）。

就医结束后，患者对医疗机构的印象评价"好"的构成比以私人诊所最高（80.7%），其次为社区卫生服务中心/站（74.7%），再次为三级医院（72.6%），最低为二级医院（61.9%）。

觉得医疗报销比例会影响其选择的患者占总人数的47.6%，在二级医院中这一比例明显高于其他机构，达64.3%，其他机构中的比例均不及一半。具体情况详见表2-2-18。

表 2-2-18　城市地区不同医疗机构患者的就医看法及评价

看法及评价	三级医院		二级医院		社区卫生服务中心/站		私人诊所	
	人数	构成比（％）	人数	构成比（％）	人数	构成比（％）	人数	构成比（％）
距离								
不远	163	54.5	151	61.9	107	79.9	106	85.5
一般	83	27.8	49	20.1	18	13.4	12	9.7
远	53	17.7	44	18.0	9	6.7	6	4.8
价格								
贵	99	33.1	34	13.9	5	3.7	6	4.8
一般	152	50.8	98	40.2	30	22.4	45	36.3
不贵	48	16.1	112	45.9	99	73.9	73	58.9
等候时间								
长	89	29.8	21	8.6	9	6.7	22	17.7
一般	92	30.8	55	22.5	16	11.9	22	17.7
不长	118	39.5	168	68.9	109	81.3	80	64.5
印象								
好	217	72.6	151	61.9	100	74.7	100	80.7
一般	80	26.8	81	33.2	32	23.9	23	18.5
不好	2	0.7	12	4.9	2	1.5	1	0.8
医疗报销比例是否影响选择								
是	124	41.5	157	64.3	49	36.6	51	41.1
否	175	58.5	87	35.7	85	63.4	73	58.9
医疗报销比例影响程度								
高	59	47.6	102	65.0	23	46.9	26	51.0
一般	57	46.0	52	33.1	24	49.0	22	43.1
低	8	6.5	3	1.9	2	4.1	3	5.9

三、自觉病情一般时的就医选择及原因

（一）就医选择情况

在问及自觉病情一般时的就医选择时，城市医疗机构患者中，选择到私人诊所就医的比例最高（27.8％），其次为药店坐堂医生（18.2%），两者合计46.0%。第三为社区卫生服务中心（15.5%），选择社区卫生服务站的患者比例为9.2%，两者合计24.7%。值得注意的是，有相当部分的患者自觉病情一般时选择自我治疗（15.0%），选择到二级和三级医院就医的患者比例合计达到13.5%。具体情况详见表2-2-19及图2-2-5。

表2-2-19 城市地区医疗机构患者自觉病情一般时的就医选择

就医选择	人数	构成比（%）	排序
社区卫生服务站	74	9.2	5
社区卫生服务中心	124	15.5	3
二级医院	63	7.9	6
三级医院	45	5.6	7
私人诊所	223	27.8	1
药店坐堂医生	146	18.2	2
自我医疗	120	15.0	4
不治疗	6	0.8	8
合计	801	100.0	

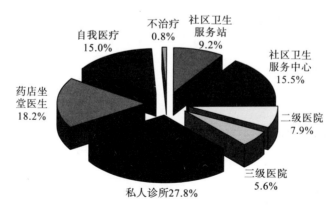

图2-2-5 城市地区医疗机构患者自觉病情一般时的就医选择

（二）选择原因

自觉病情一般时，因为"技术高"和"设备好"到三级医院就医的患者比例达 26.9% 和 15.4%，明显高于其他类型医疗机构。同时三级医院的患者将"距离近"和"价格合理"作为选择原因的比例只占 15.4% 和 6.9%，远低于其他机构的比例。除三级医院外，因"距离近"到社区卫生服务中心和药店坐堂医生处就医的患者占 41.5% 和 40.2%，在社区卫生服务站、二级医院和私人诊所就医的患者中占比分别为 33.9%、33.1% 和 37.7%。因"价格合理"到药店坐堂医生处就医的患者比例最高，达 35.1%，其他医疗机构（除三级医院外）就医患者中该比例均在二成以上。

比较不同机构患者选择的最主要原因，发现选择社区卫生服务中心和社区卫生服务站的患者中，选择"距离近"这一原因的比例较高（67.7% 和 60.8%），选择二级医院、私人诊所和药店坐堂医生的患者，因为这一原因就医的比例也超过了一半。选择药店坐堂医生的患者以"价格合理"的比例最高（28.1%），而选择三级医院就医的患者中该比例最低（4.4%）。因为"技术高"而选择三级医院就医的患者比例（53.3%）明显高出其他机构。因为"有信赖的医生"选择到社区卫生服务站和私人诊所就医的患者比例也较高（13.5% 和 8.5%）。具体情况详见表 2-2-20。

表 2-2-20　城市地区医疗机构患者自觉病情一般时选择就医机构的原因

原因	社区卫生服务站 人次数	社区卫生服务站 占比(%)	社区卫生服务中心 人次数	社区卫生服务中心 占比(%)	二级医院 人次数	二级医院 占比(%)	三级医院 人次数	三级医院 占比(%)	私人诊所 人次数	私人诊所 占比(%)	药店坐堂医生 人次数	药店坐堂医生 占比(%)
距离近	58	33.9	107	41.5	41	33.1	20	15.4	153	37.7	101	40.2
价格合理	45	26.3	70	27.1	30	24.2	9	6.9	94	23.2	88	35.1
技术高	20	11.7	15	5.8	14	11.3	35	26.9	32	7.9	3	1.2
设备好	2	1.2	3	1.2	7	5.6	20	15.4	7	1.7	1	0.4
药品丰富	1	0.6	5	1.9	3	2.4	11	8.5	5	1.2	15	6.0
态度好	20	11.7	24	9.3	10	8.1	13	10.0	36	8.9	6	2.4
定点单位	4	2.3	18	7.0	4	3.2	8	6.2	0	0.0	5	2.0
有熟人	6	3.5	2	0.8	3	2.4	3	2.3	23	5.7	8	3.2
有信赖医生	14	8.2	13	5.0	8	6.5	10	7.7	34	8.4	4	1.6
其他	1	0.6	1	0.4	4	3.2	1	0.8	22	5.4	20	8.0

续表2-2-20

最主要原因	社区卫生服务站		社区卫生服务中心		二级医院		三级医院		私人诊所		药店坐堂医生	
	人数	占比(%)	人数	占比(%)	人数	占比(%)	人数	占比(%)	人数	占比(%)	人数	占比(%)
距离近	45	60.8	84	67.7	34	54.0	10	22.2	126	56.5	80	54.8
价格合理	10	13.5	19	15.3	9	14.3	2	4.4	35	15.7	41	28.1
技术高	7	9.5	3	2.4	9	14.3	24	53.3	19	8.5	3	2.1
设备好	0	0.0	1	0.8	0	0.0	0	0.0	0	0.0	0	0.0
药品丰富	0	0.0	1	0.8	2	3.2	0	0.0	0	0.0	3	2.1
态度好	1	1.4	5	4.0	0	0.0	2	4.4	2	0.9	0	0.0
定点单位	1	1.4	6	4.8	2	3.2	3	6.7	0	0.0	2	1.4
有熟人	0	0.0	1	0.8	2	3.2	0	0.0	6	2.7	0	0.0
有信赖医生	10	13.5	4	3.2	2	3.2	3	6.7	19	8.5	0	0.0
其他	0	0.0	0	0.0	3	4.8	1	2.2	16	7.2	17	11.6

四、自觉病情严重时的就医选择及原因

（一）就医选择情况

结果显示，自觉病情严重时，患者均选择到医疗机构就医。主要选择的就医机构为三级医院和二级医院（60.8%和28.7%），两者共占到89.5%。具体情况详见表2-2-21及图2-2-6。

表2-2-21　城市地区医疗机构患者自觉病情严重时选择的就医机构

就医机构	人数	构成比（%）	排序
社区卫生服务卫生站	13	1.6	5
社区卫生服务中心	52	6.5	3
二级医院	227	28.3	2
三级医院	486	60.8	1
私人诊所	16	2.0	4
药店坐堂医生	2	0.2	7
民营医院	5	0.6	6
合计	801	100.0	

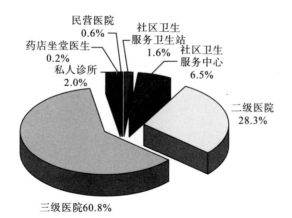

图2-2-6　城市地区医疗机构患者自觉病情严重时选择的就医机构

（二）选择原因

自觉病情严重时，选择到社区卫生服务中心就医的患者，主要选择原因是"距离近"和"价格合理"（23.1%和23.1%）。到二级医院就医的患者，选择原因占比最高的是"技术高"（29.4%），其次为"设备好"（16.3%），再次为"定点单位"（10.5%）。选择三级医院就医的患者，选择原因占比最高的是"技术高"（39.7%），其次为"设备好"（26.9%）。

比较患者选择不同医疗机构的最主要原因，发现患者选择社区卫生服务中心的最主要原因中，排前两位的依次为"距离近"和"价格合理"（30.8%和32.7%），二级医院依次为"技术高"（50.2%）和"定点单位"（15.4%）。选择三级医院的最主要原因中，"技术高"的比例占绝对优势，达到77.8%。具体情况详见表2-2-22。

表2-2-22 城市地区医疗机构患者自觉病情严重时选择就医机构的原因

原因	社区卫生服务站 人次数	占比(%)	社区卫生服务中心 人次数	占比(%)	二级医院 人次数	占比(%)	三级医院 人次数	占比(%)	私人诊所 人次数	占比(%)
距离近	4	13.3	27	23.1	65	12.6	75	6.9	8	21.6
价格合理	4	13.3	27	23.1	53	10.3	28	2.6	6	16.2
技术高	9	30.0	21	17.9	151	29.4	432	39.7	7	18.9
设备好	4	13.3	10	8.5	84	16.3	292	26.9	1	2.7
药品丰富	2	6.7	2	1.7	28	5.4	90	8.3	2	5.4
态度好	3	10.0	13	11.1	37	7.2	58	5.3	8	21.6
定点单位	0	0.0	6	5.1	54	10.5	44	4.0	0	0.0
有熟人	0	0.0	1	0.9	9	1.8	15	1.4	0	0.0
有信赖医生	4	13.3	7	6.0	27	5.3	51	4.7	5	13.5
其他	0	0.0	3	2.6	6	1.2	2	0.2	0	0.0
最主要原因	人数	占比(%)	人数	占比(%)	人数	占比(%)	人数	占比(%)	人数	占比(%)
距离近	3	23.1	16	30.8	34	15.0	37	7.6	4	25.0
价格合理	0	0.0	17	32.7	14	6.2	5	1.0	3	18.8

续表2-2-22

最主要原因	社区卫生服务站		社区卫生服务中心		二级医院		三级医院		私人诊所	
	人数	占比(%)	人数	占比(%)	人数	占比(%)	人数	占比(%)	人数	占比(%)
技术高	8	61.5	12	23.1	114	50.2	378	77.8	5	31.3
设备好	0	0.0	0	0.0	9	4.0	23	4.7	0	0.0
药品丰富	0	0.0	0	0.0	2	0.9	2	0.4	0	0.0
态度好	0	0.0	0	0.0	3	1.3	5	1.0	0	0.0
定点单位	0	0.0	3	5.8	35	15.4	20	4.1	0	0.0
有熟人	0	0.0	0	0.0	3	1.3	5	1.0	0	0.0
有信赖医生	2	15.4	1	1.9	11	4.8	9	1.9	4	25.0
其他	0	0.0	3	5.8	2	0.9	2	0.4	0	0.0

五、慢性病就医选择情况

(一)慢性病患病情况

调查的 801 名城市医疗机构患者中，372 人患有医生确诊的慢性病，慢性病患病率为 46.4%。按疾病系统分类，循环系统疾病患病率最高（30.2%），其次为呼吸系统疾病（10.7%），再次为内分泌和营养代谢性疾病（9.0%），第四、第五分别是肌肉骨骼系统和结缔组织疾病（7.5%）、消化系统疾病（7.1%）。具体情况详见表 2-2-23 及图 2-2-7。

表 2-2-23 城市地区医疗机构患者慢性病患病的疾病系统情况

疾病系统	患病人数	患病率（%）	排序
精神和行为障碍	5	0.6	8
呼吸系统疾病	86	10.7	2
循环系统疾病	242	30.2	1
消化系统疾病	57	7.1	5
内分泌和营养代谢性疾病	72	9.0	3
泌尿系统疾病	21	2.6	6
肌肉骨骼系统和结缔组织疾病	60	7.5	4
恶性肿瘤	5	0.6	8
其他	11	1.4	7

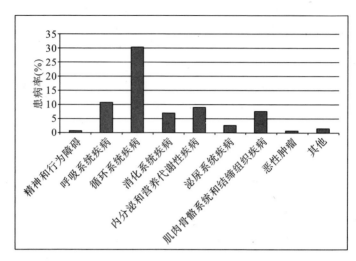

图 2－2－7　城市地区医疗机构患者的慢性病患病率情况

将所患的慢性病按患病率由高到低排序，其中，排前 5 位的疾病依次为高血压、糖尿病、冠心病、慢性气管炎/慢性支气管炎和类风湿性关节炎。具体情况详见表 2－2－24。

表 2－2－24　城市地区医疗机构患者患慢性病前五位病种

顺位	病种	患病人数	患病率（%）
1	高血压	157	19.6
2	糖尿病	60	7.5
3	冠心病	40	5.0
4	慢性气管炎/慢性支气管炎	34	4.2
5	类风湿性关节炎	17	2.1

（二）慢性病就医选择情况

调查显示，患者慢性病的就医机构以二级医院比例最高，达到 41.2%，其次为社区卫生服务中心，占 21.2%，再次为三级医院，占 14.9%。选择社区卫生服务站就医的患者比例为

5.3%，与选择社区卫生服务中心的患者比例合计 26.5%。具体情况详见表 2-2-25 及图 2-2-8。

表 2-2-25 城市地区医疗机构患者慢性病的就医选择

就医选择	选择人次数	占比（%）	排序
未治疗	21	3.7	8
社区卫生服务站	30	5.3	5
社区卫生服务中心	119	21.2	2
二级医院	231	41.2	1
三级医院	84	14.9	3
私人诊所	23	4.1	6
药店坐堂医生	23	4.1	6
其他	31	5.5	4

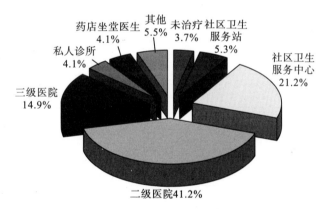

图 2-2-8 城市地区医疗机构患者慢性病的就医选择

六、医疗信息收集情况

（一）收集渠道

问及收集医疗信息的主要渠道，均以熟人朋友、电视、自身体验这三部分居多。问及最主要渠道，私人诊所的患者通过自身体验了解信息的比例较高（30.0%）。三级医院、二级医院和社区卫生服务中心/站的患者中均有六成左右认为熟人朋友是最可信的收集渠道。私人诊所中的患者认为自身体验收集信息较为可信的比例最高（31.6%）。具体情况详见表2-2-26。

表2-2-26 **城市地区不同医疗机构患者医疗信息的收集渠道**

渠道	三级医院		二级医院		社区卫生服务中心/站		私人诊所	
	人次数	构成比（%）	人次数	构成比（%）	人次数	构成比（%）	人次数	构成比（%）
电视	86	18.3	75	20.4	29	15.6	38	18.8
网络	43	9.2	16	4.4	7	3.8	16	7.9
报纸、杂志、书籍	24	5.1	15	4.1	6	3.2	13	6.4
广播	20	4.3	4	1.1	7	3.8	0	0.0
宣传墙报折页	10	2.1	8	2.2	9	4.8	8	4.0
熟人朋友	198	42.2	169	46.0	90	48.4	75	37.1
病友	3	0.6	4	1.1	2	1.1	1	0.5
自身体验	72	15.4	72	19.6	33	17.7	48	23.8
其他	13	2.8	4	1.1	3	1.6	3	1.5
最主要渠道	人数	构成比（%）	人数	构成比（%）	人数	构成比（%）	人数	构成比（%）
电视	31	10.7	24	10.0	9	7.1	13	10.8
网络	22	7.6	10	4.2	3	2.4	8	6.7
报纸、杂志、书籍	1	0.3	2	0.8	1	0.8	3	2.5
广播	7	2.4	0	0.0	0	0.0	0	0.0
宣传墙报折页	0	0.0	2	0.8	2	1.6	0	0.0

最主要渠道	三级医院 人数	构成比（%）	二级医院 人数	构成比（%）	社区卫生服务中心/站 人数	构成比（%）	私人诊所 人数	构成比（%）
熟人朋友	154	53.1	135	56.3	77	60.6	56	46.7
病友	1	0.3	2	0.8	1	0.8	1	0.8
自身体验	63	21.7	61	25.4	31	24.4	36	30.0
其他	11	3.8	4	1.7	3	2.4	3	2.5
最可信渠道								
电视	11	3.8	10	4.2	6	4.7	8	6.8
网络	13	4.5	11	4.6	1	0.8	8	6.8
报纸、杂志、书籍	5	1.7	0	0.0	1	0.8	4	3.4
广播	1	0.3	3	1.3	0	0.0	0	0.0
宣传墙报折页	0	0.0	3	1.3	4	3.1	0	0.0
熟人朋友	181	62.4	142	59.2	80	63.0	57	48.7
病友	4	1.4	4	1.7	1	0.8	1	0.9
自身体验	62	21.4	63	26.3	32	25.2	37	31.6
其他	13	4.5	4	1.7	2	1.6	2	1.7

（二）关注的信息内容

城市医疗机构患者关注的医疗信息内容主要是医院口碑、医务人员信息和花费水平。其中，社区卫生服务中心/站的患者关注候诊便捷程度的比例较高（11.1%）。

最关注的信息内容，同样是医院口碑、医务人员信息和花费水平。四类机构中，认为医疗信息会对选择就医机构造成影响的患者比例均超过80％。具体情况详见表2-2-27。

表2-2-27 城市地区不同医疗机构患者关注的医疗信息

关注的信息内容	三级医院		二级医院		社区卫生服务中心/站		私人诊所	
	人次数	构成比（％）	人次数	构成比（％）	人次数	构成比（％）	人次数	构成比（％）
医院口碑	192	26.2	116	21.9	67	23.3	69	26.6
医务人员信息	195	26.6	116	21.9	80	27.8	67	25.9
花费水平	143	19.5	151	28.5	57	19.8	60	23.2
距离远近	68	9.3	40	7.6	24	8.3	15	5.8
诊疗服务	64	8.7	55	10.4	26	9.0	19	7.3
候诊便捷程度	54	7.4	33	6.2	32	11.1	25	9.7
其他	16	2.2	18	3.4	2	0.7	4	1.5
最关注的信息内容	人数	构成比（％）	人数	构成比（％）	人数	构成比（％）	人数	构成比（％）
医院口碑	101	34.8	68	28.3	36	26.9	47	39.2
医务人员信息	116	40.0	58	24.2	44	32.8	40	33.3
花费水平	39	13.4	70	29.2	30	22.4	18	15.0
距离远近	8	2.8	9	3.8	7	5.2	1	0.8
诊疗服务	13	4.5	17	7.1	6	4.5	3	2.5
候诊便捷程度	6	2.1	11	4.6	4	3.0	7	5.8
其他	7	2.4	7	2.9	7	5.2	4	3.3

（三）他人信息对就医选择的影响

城市三级和二级医院患者做出就医选择时考虑他人意见的比

例较高（55.9%和53.7%），社区卫生服务中心/站和私人诊所的患者该比例均不及一半。患者考虑意见较多的人群为家人、亲戚朋友和医务人员。不同医疗机构患者认为最可信的人群均主要是家人和医生/护士。具体情况详见表2-2-28。

表2-2-28 他人信息对城市地区医疗机构患者就医选择的影响情况

考虑哪些人的意见	三级医院		二级医院		社区卫生服务中心/站		私人诊所	
	人次数	构成比（%）	人次数	构成比（%）	人次数	构成比（%）	人次数	构成比（%）
家人	151	43.5	112	41.0	37	40.2	50	42.4
亲戚朋友	102	29.4	78	28.6	23	25.0	31	26.3
医生/护士	58	16.7	39	14.3	18	19.6	19	16.1
病友	11	3.2	12	4.4	7	7.6	3	2.5
邻居	13	3.7	20	7.3	3	3.3	8	6.8
同事	11	3.2	12	4.4	4	4.3	6	5.1
其他	1	0.3	0	0.0	0	0.0	1	0.8
最可信的人	人数	构成比（%）	人数	构成比（%）	人数	构成比（%）	人数	构成比（%）
家人	119	71.3	95	72.5	35	70.0	38	67.9
亲戚朋友	11	6.6	10	7.6	4	8.0	5	8.9
医生/护士	33	19.8	19	14.5	7	14.0	12	21.4
病友	3	1.8	5	3.8	3	6.0	0	0.0
邻居	0	0.0	2	1.5	0	0.0	0	0.0
同事	1	0.6	0	0.0	1	2.0	0	0.0
其他	0	0.0	0	0.0	0	0.0	1	1.8

第三节 农村地区医疗机构患者的调查分析结果

一、患者个人和家庭基本情况

对农村地区不同类别医疗机构患者的个人基本情况进行比较分析，结果发现：到社区卫生服务中心/站、私人诊所和乡镇卫生院/村卫生室就医的女性患者比例较高（分别为59.8％、70.5％和60.5％），而到二级医院就医的患者男女比例接近。私人诊所的患者中年轻人的比例最高（43.4％），乡镇卫生院/村卫生室的患者中年轻人的比例最低（22.1％）；社区卫生服务中心/站的患者中老年人的比例（41.0％）高于其他三类医疗机构。到二级医院和乡镇卫生院/村卫生室就医的患者中非本市户口的比例均不足一成，社区卫生服务中心/站和私人诊所的这一比例较高（21.3％和15.6％）。到乡镇卫生院/村卫生室的患者中文化程度为高中及以上的比例（11.0％）低于其他三类医疗机构。

到二级医院和私人诊所就医的患者中工人/员工的比例分别为24.9％和27.0％，高于其他两类医疗机构；到社区卫生服务中心/站就医的患者中离退休人员比例高于其他三类机构。到二级医院、乡镇卫生院/村卫生室就医的患者中发病时自觉病情严重的比例超过了一半，其他两类机构只有三成左右。具体情况详见表2-2-29。

对不同类别医疗机构患者的家庭基本情况进行比较分析，结果发现：到乡镇卫生院/村卫生室就医的患者家庭人均年收入较低者（＜1万元）的比例最高（66.9％），其次为二级医院（44.9％），其他两类机构患者中这一比例均未超过30％。到私人诊所就医的患者当家人文化程度较低的（小学及以下）的比例最低（29.5％）；到社区卫生服务中心/站就医的患者当家人文化程度为高中以上的比例最高（32.8%）。具体情况详见表2-2-30。

表2-2-29　农村地区不同类别医疗机构患者个人基本情况比较

	二级医院		社区卫生服务中心/站		私人诊所		乡镇卫生院/村卫生室	
	人数	构成比（%）	人数	构成比（%）	人数	构成比（%）	人数	构成比（%）
性别								
男	230	48.6	49	40.2	36	29.5	186	39.5
女	243	51.4	73	59.8	86	70.5	285	60.5
年龄（岁）								
15～40	149	31.5	28	23.0	53	43.4	104	22.1
41～64	182	38.5	44	36.1	50	41.0	237	50.3
65岁及以上	142	30.0	50	41.0	19	15.6	130	27.6
是否本地户口								
是	426	90.1	96	78.7	103	84.4	446	94.7
否	47	9.9	26	21.3	19	15.6	25	5.3
是否参加社会医疗保险								
是	453	95.8	118	96.7	113	92.6	444	94.3
否	20	4.2	4	3.3	9	7.4	27	5.7
是否购买商业医疗保险								
是	42	8.9	8	6.6	13	10.7	33	7.0
否	431	91.1	114	93.4	109	89.3	438	93.0
婚姻状况								
未婚	35	7.4	12	9.8	14	11.5	23	4.9
已婚	389	82.2	95	77.9	98	80.3	383	81.3
离婚及丧偶	49	10.4	15	12.3	10	8.2	65	13.8
文化程度								
文盲	78	16.5	19	15.6	13	10.7	106	22.5
小学	148	31.3	34	27.9	27	22.1	192	40.8

	二级医院		社区卫生服务中心/站		私人诊所		乡镇卫生院/村卫生室	
	人数	构成比（%）	人数	构成比（%）	人数	构成比（%）	人数	构成比（%）
初中	148	31.3	32	26.2	41	33.6	121	25.7
高中/中专	74	15.6	24	19.7	29	23.8	41	8.7
大专及以上	25	5.3	13	10.7	12	9.8	11	2.3
职业								
管理者/技术人员	33	7.0	11	9.0	15	12.3	10	2.1
工人/员工	118	24.9	21	17.2	33	27.0	68	14.4
离退休人员	54	11.4	33	27.0	23	18.9	30	6.4
无业人员	150	31.7	35	28.7	36	29.5	156	33.1
农民	104	22.0	16	13.1	8	6.6	197	41.8
其他	14	3.0	6	4.9	7	5.7	10	2.1
个人年收入								
5000元以内	172	36.4	28	23.0	39	32.0	200	42.5
5000～9999元	67	14.2	12	9.8	8	6.6	76	16.1
10000～29999元	170	35.9	56	45.9	52	42.6	155	32.9
30000～49999元	39	8.2	22	18.0	14	11.5	24	5.1
50000～99999元	18	3.8	2	1.6	8	6.6	13	2.8
10万元及以上	7	1.5	2	1.6	1	0.8	3	0.6
发病时自觉严重程度								
轻	67	14.2	23	18.9	27	22.1	69	14.6
一般	169	35.7	57	46.7	57	46.7	158	33.5
重	237	50.1	42	34.4	38	31.1	244	51.8

表 2-2-30　农村地区不同类别医疗机构患者家庭基本情况比较

	二级医院		社区卫生服务中心/站		私人诊所		乡镇卫生院/村卫生室	
	人数	构成比（%）	人数	构成比（%）	人数	构成比（%）	人数	构成比（%）
家庭人均年收入								
5000 元以内	92	19.5	13	10.7	12	9.8	199	42.3
5000~9999 元	120	25.4	15	12.3	23	18.9	116	24.6
5000~9999 元	160	33.8	57	46.7	60	49.2	132	28.0
30000~49999 元	51	10.8	28	23.0	13	10.7	14	3.0
50000~99999 元	35	7.4	7	5.7	13	10.7	8	1.7
10 万元及以上	15	3.2	2	1.6	1	0.8	2	0.4
近一年家庭医疗支出占收入的比例								
10% 以下	205	43.3	56	45.9	64	52.5	220	46.7
10%~19%	92	19.5	26	21.3	31	25.4	103	21.9
20%~29%	62	13.1	13	10.7	15	12.3	40	8.5
30%~39%	27	5.7	7	5.7	3	2.5	19	4.0
40%~49%	26	5.5	4	3.3	5	4.1	24	5.1
50% 及以上	61	12.9	16	13.1	4	3.3	65	13.8
当家人文化程度								
文盲	54	11.4	16	13.1	7	5.7	87	18.5
小学	166	35.1	34	27.9	29	23.8	204	43.3
初中	176	37.2	32	26.2	48	39.3	133	28.2
高中/中专	58	12.3	26	21.3	26	21.3	38	8.1
大专及以上	19	4.0	14	11.5	12	9.8	9	1.9

二、本次就医选择的原因及看法

（一）选择就医机构的原因

分析显示：到社区卫生服务中心/站、私人诊所和乡镇卫生院/村卫生室就医的患者"价格合理"的比例分别为 13.1%、20.0%和12.1%，高于二级医院的8.9%。因"技术高""设备好"和"定点单位"到二级医院就医的患者比例明显高于其他三类机构。社区卫生服务中心/站的患者"态度好"的比例为18.0%，高于其他三类医疗机构。到社区卫生服务中心/站、私人诊所和乡镇卫生院/村卫生室就医的患者"有信赖医生"的比例分别为18.6%、19.6%和14.1%，高于二级医院的7.9%。

比较患者选择不同类型机构的最主要原因，可以发现二级医院的患者"定点医院"的比例较突出，达到14.0%，高于其他三类机构。社区卫生服务中心/站的患者选择"态度好"的比例最高（13.1%）。社区卫生服务中心/站、私人诊所和乡镇卫生院/村卫生室就医的患者选择"有信赖医生"的比例分别为23.0%、32.0%和18.5%，二级医院的患者中这一比例为9.1%。具体情况详见表2-2-31。

表2-2-31　农村地区不同医疗机构患者选择就医机构的原因

原因	二级医院		社区卫生服务中心/站		私人诊所		乡镇卫生院/村卫生室	
	人数	构成比（%）	人数	构成比（%）	人数	构成比（%）	人数	构成比（%）
距离近	251	28.3	82	23.4	70	24.6	303	31.0
价格合理	79	8.9	46	13.1	57	20.0	118	12.1
技术高	196	22.1	55	15.7	44	15.4	159	16.3
设备好	83	9.3	5	1.4	1	0.4	34	3.5

	二级医院		社区卫生服务中心/站		私人诊所		乡镇卫生院/村卫生室	
药品丰富	21	2.4	7	2.0	6	2.1	18	1.8
态度好	57	6.4	63	18.0	33	11.6	94	9.6
定点单位	100	11.3	12	3.4	3	1.1	71	7.3
有熟人	13	1.5	8	2.3	12	4.2	23	2.4
有信赖医生	70	7.9	65	18.6	56	19.6	138	14.1
其他	18	2.0	7	2.0	3	1.1	20	2.0
最主要原因	人数	构成比（%）	人数	构成比（%）	人数	构成比（%）	人数	构成比（%）
距离近	184	38.9	37	30.3	29	23.8	195	41.4
价格合理	14	3.0	5	4.1	11	9.0	21	4.5
技术高	122	25.8	23	18.9	32	26.2	96	20.4
设备好	11	2.3	0	0.0	0	0.0	4	0.8
药品丰富	4	0.8	0	0.0	0	0.0	5	1.1
态度好	12	2.5	16	13.1	8	6.6	8	1.7
定点单位	66	14.0	8	6.6	0	0.0	34	7.2
有熟人	7	1.5	2	1.6	3	2.5	8	1.7
有信赖医生	43	9.1	28	23.0	39	32.0	87	18.5
其他	10	2.1	3	2.5	0	0.0	13	2.8

（二）就医看法及评价

对农村地区不同类别医疗机构患者的就医看法及评价进行分析，结果如下。

问及医疗机构远近程度时，在私人诊所就医的患者感觉"不远"的比例最高（90.2%），相对应的，到二级医院就医的患者中感觉"远"的比例较高（15.2%）。

问及医疗机构就医价格时，感觉"贵"的在二级医院就医患者中的比例为 16.5%，明显高于其他三类机构，认为"不贵"的患者在社区卫生服务中心/站和私人诊所中的比例均在六成以上。

自觉"等候时间长"的患者在二级医院中的比例（11.6%）略高于其他机构，觉得"等候时间不长"的患者在社区卫生服务中心/站、私人诊所和乡镇卫生院/村卫生室中的比例均超过 70%。

就医结束后，患者对医疗机构印象评价"好"的比例在社区卫生服务中心/站中最高（85.3%），其次是私人诊所（81.1%），再次为乡镇卫生院/村卫生室（76.9%）。

觉得医保报销比例对其有影响的患者占 46.2%，在二级医院和乡镇卫生院/村卫生室中这一比例分别为 51.8% 和 49.0%，其他机构中这一比例在 30% 左右。在二级医院和乡镇卫生院/村卫生室觉得医疗保险报销比例对其有影响的患者中，觉得医疗报销比例对其影响程度高的比例分别为 49.8% 和 56.3%，显著高于其他机构。具体情况详见表 2-2-32。

表 2-2-32　农村地区不同医疗机构患者的就医看法及评价

看法及评价	二级医院		社区卫生服务中心/站		私人诊所		乡镇卫生院/村卫生室	
	人数	构成比（%）	人数	构成比（%）	人数	构成比（%）	人数	构成比（%）
距离								
不远	298	63.0	98	80.2	110	90.2	387	82.2
一般	103	21.8	12	9.8	10	8.2	48	10.2
远	72	15.2	12	9.8	2	1.6	36	7.6
价格								
贵	78	16.5	4	3.2	3	2.5	37	7.9

看法及评价	二级医院		社区卫生服务中心/站		私人诊所		乡镇卫生院/村卫生室	
	人数	构成比（%）	人数	构成比（%）	人数	构成比（%）	人数	构成比（%）
一般	260	55.0	28	23.0	39	32.0	180	38.2
不贵	135	28.5	90	73.8	80	65.6	254	53.9
等候时间								
长	55	11.6	6	4.9	9	7.4	34	7.2
一般	136	28.8	19	15.6	19	15.6	94	20.0
不长	282	59.6	97	79.5	94	77.0	343	72.8
印象								
好	229	48.5	104	85.3	99	81.1	362	76.9
一般	231	48.8	16	13.1	23	18.9	102	21.7
不好	13	2.7	2	1.6	0	0.0	7	1.5
医疗报销比例是否影响选择								
是	245	51.8	40	32.8	34	27.9	231	49.0
否	228	48.2	82	67.2	88	72.1	240	51.0
医疗报销比例影响程度								
高	122	49.8	15	18.8	11	16.2	130	56.3
一般	117	47.8	25	31.3	23	33.8	91	39.4
低	6	2.4	40	50.0	34	50.0	10	4.3

三、自觉病情一般时的就医选择及原因

（一）就医选择情况

自觉病情一般时，农村地区医疗机构患者选择比例最高的是乡镇卫生院/村卫生室（27.9%），其次为私人诊所（19.0%），

再次为药店坐堂医生（16.8%），选择到社区卫生服务中心/站、二级医院就医的比例分别为16.0%和7.3%，选择自我治疗的患者也占到12.0%。具体情况详见表2-2-33及图2-2-9。

表2-2-33　农村地区医疗机构患者自觉病情一般时的就医选择

就医选择	人数	构成比（%）	排序
乡镇卫生院/村卫生室	332	27.9	1
社区卫生服务中心/站	190	16.0	4
二级医院	87	7.3	5
三级医院	9	0.8	6
私人诊所	226	19.0	2
药店坐堂医生	199	16.8	3
自我医疗	143	12.0	4
民营医院	1	0.1	7
不治疗	1	0.1	7
合计	1188	100.0	

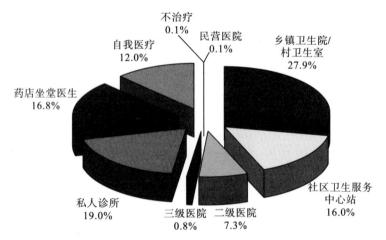

图2-2-9　农村地区医疗机构患者自觉病情一般时的就医选择

（二）选择原因

农村地区医疗机构患者在自觉病情一般时，选择到三级医院就医的患者较少，因此比较的是选择其他机构的原因。因"技术高"和"定点医院"到二级医院就医的患者比例达 20.1% 和9.2%，高于其他机构。同时因"价格合理"到二级医院就医的患者只占 12.5%，低于其他机构。除了二级医院，其他医疗机构因"距离近"就医的患者均占 30% 以上；在除二级医院外的其他机构中，因"价格合理"就医的患者占比也在 19% 以上。

比较不同机构患者选择的最主要原因，发现选择乡镇卫生院/村卫生室和社区卫生服务中心/站的患者中，选择"距离近"这一原因的比例较高（51.8% 和 58.9%）。选择药店坐堂医生的患者选择"价格合理"的比例最高（28.6%），其次为私人诊所（18.1%）。选择二级医院就医的患者中，选择"技术高"的比例较高（20.7%），选择"定点单位"的患者也占到了一定比例（11.5%）。而到药店坐堂医生处就医的患者中，还有一部分是因为"药品丰富"（7.0%）。因为"有信赖医生"选择到私人诊所就医的患者比例较高（17.7%）。具体情况详见表 2-2-34。

表2-2-34 农村地区医疗机构患者自觉病情一般时选择就医机构的原因

原因	乡镇卫生院/村卫生室		社区卫生服务中心/站		二级医院		三级医院		私人诊所		药店坐堂医生	
	人次数	占比(%)	人次数	占比(%)	人次数	占比(%)	人次数	比例	人次数	占比(%)	人次数	占比(%)
距离近	255	36.8	165	37.2	44	25.3	2	2/20	151	34.6	117	37.0
价格合理	135	19.5	94	21.2	21	12.1	2	2/20	118	27.1	112	35.4
技术高	75	10.8	33	7.4	35	20.1	7	6/20	33	7.6	9	2.8
设备好	6	0.9	7	1.6	15	8.6	4	4/20	1	0.2	0	0.0
药品丰富	10	1.4	16	3.6	7	4.0	3	3/20	4	0.9	18	5.7
态度好	61	8.8	48	10.8	15	8.6	1	1/20	29	6.7	4	1.3
定点单位	25	3.6	12	2.7	16	9.2	0	0	3	0.7	3	0.9
有熟人	20	2.9	15	3.4	2	1.1	0	0	15	3.4	5	1.6
有信赖医生	93	13.4	48	10.8	17	9.8	1	1/20	56	12.8	5	1.6
其他	12	1.7	6	1.4	2	1.1	0	0	26	6.0	43	13.6

续表2-2-34

最主要原因	乡镇卫生院/村卫生室		社区卫生服务中心/站		二级医院		三级医院		私人诊所		药店坐堂医生	
	人数	占比（%）	人数	占比（%）	人数	占比（%）	人数	比例	人数	占比（%）	人数	占比（%）
距离近	172	51.8	112	58.9	34	39.1	1	1/9	93	41.2	86	43.2
价格合理	35	10.5	14	7.4	5	5.7	0	0	41	18.1	57	28.6
技术高	41	12.3	17	8.9	18	20.7	7	6/9	20	8.8	7	3.5
设备好	0	0.0	0	0.0	3	3.4	0	0	0	0.0	0	0.0
药品丰富	2	0.6	5	2.6	1	1.1	1	1/9	3	1.3	14	7.0
态度好	4	1.2	14	7.4	3	3.4	0	0	7	3.1	3	1.5
定点单位	14	4.2	6	3.2	10	11.5	0	0	1	0.4	1	0.5
有熟人	7	2.1	2	1.1	0	0.0	0	0	5	2.2	1	0.5
有信赖医生	48	14.5	20	10.5	12	13.8	0	0	40	17.7	2	1.0
其他	9	2.7	0	0.0	1	1.1	0	0	16	7.1	28	14.1

四、自觉病情严重时的就医选择及原因

(一) 就医选择情况

结果显示，自觉病情严重时，患者均选择到医疗机构就医。主要选择为二级医院，占比为 52.0%。具体情况详见表 2-2-35 及图 2-2-10。

表 2-2-35　农村地区医疗机构患者自觉病情严重时选择的就医机构

就医机构	人数	构成比（%）	排序
乡镇卫生院/村卫生室	266	22.4	2
社区卫生服务中心/站	63	5.3	4
二级医院	618	52.0	1
三级医院	217	18.3	3
私人诊所	18	1.5	5
药店坐堂医生	4	0.3	6
民营医院	2	0.2	7
合计	1188	100.0	

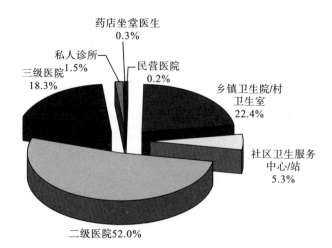

图 2-2-10　农村地区医疗机构患者自觉病情严重时选择的就医机构

（二）选择原因

自觉病情严重时，二级医院就医的患者，选择原因占比最高的是"技术高"（35.7%），其次为"设备好"（占 23.3%），再次为"距离近"（11.5%）。选择三级医院就医的患者，选择原因占比最高的是"技术高"（39.0%），其次为"设备好"（35.8%）。

问及选择的最主要原因，选择二级医院和三级医院的患者的最主要原因均为"技术高"，其占比分别为 56.1%和 78.3%。具体情况详见表 2-2-36。

表2-2-36 农村地区医疗机构患者自觉病情严重时选择就医机构的原因

原因	乡镇卫生院/村卫生室		社区卫生服务中心/站		二级医院		三级医院		私人诊所	
	人次数	占比(%)	人次数	占比(%)	人次数	占比(%)	人次数	占比(%)	人次数	占比(%)
距离近	121	21.8	31	19.4	147	11.5	11	2.2	8	19.5
价格合理	36	6.5	22	13.8	48	3.8	8	1.6	8	19.5
技术高	156	28.1	26	16.3	454	35.7	192	39.0	9	22.0
设备好	66	11.9	3	1.9	296	23.3	176	35.8	1	2.4
药品丰富	17	3.1	3	1.9	74	5.8	54	11.0	0	0.0
态度好	33	5.9	26	16.3	46	3.6	16	3.3	5	12.2
定点单位	59	10.6	14	8.8	110	8.6	10	2.0	1	2.4
有熟人	6	1.1	3	1.9	18	1.4	4	0.8	1	2.4
有信赖医生	53	9.5	30	18.8	75	5.9	17	3.5	8	19.5
其他	8	1.4	2	1.3	5	0.4	4	0.8	0	0.0

续表2-2-36

最主要原因	乡镇卫生院/村卫生室		社区卫生服务中心/站		二级医院		三级医院		私人诊所	
	人数	占比(%)	人数	占比(%)	人数	占比(%)	人数	占比(%)	人数	占比(%)
距离近	70	26.3	14	22.2	90	14.6	7	3.2	12	21.8
价格合理	6	2.3	3	4.8	16	2.6	1	0.5	9	16.4
技术高	110	41.4	13	20.6	347	56.1	170	78.3	9	16.4
设备好	15	5.6	0	0.0	58	9.4	25	11.5	4	7.3
药品丰富	1	0.4	1	1.6	8	1.3	1	0.5	0	0.0
态度好	1	0.4	6	9.5	6	1.0	1	0.5	6	10.9
定点单位	25	9.4	5	7.9	62	10.0	6	2.8	1	1.8
有熟人	3	1.1	1	1.6	6	1.0	1	0.5	2	3.6
有信赖医生	31	11.7	20	31.7	24	3.9	3	1.4	12	21.8
其他	4	1.5	0	0.0	1	0.2	2	0.9	0	0.0

五、慢性病就医选择情况

（一）慢性病患病情况

调查的 1188 名农村地区医疗机构患者中，514 名患有医生确诊的慢性病，慢性病患病率为 43.2%。按疾病系统分类，循环系统疾病患病率最高（23.8%），其次为呼吸系统疾病（9.0%），再次为消化系统疾病（8.2%），第四、第五分别是肌肉骨骼系统和结缔组织疾病（8.1%）、内分泌和营养代谢性疾病（7.7%）。具体情况详见表 2—2—37 及图 2—2—11。

表 2—2—37　农村地区医疗机构患者慢性病患病的疾病系统情况

疾病系统	患病人数	患病率（%）	排序
精神和行为障碍	10	0.8	9
呼吸系统疾病	107	9.0	2
循环系统疾病	283	23.8	1
消化系统疾病	97	8.2	3
内分泌和营养代谢性疾病	92	7.7	5
泌尿系统疾病	22	1.9	6
肌肉骨骼系统和结缔组织疾病	96	8.1	4
恶性肿瘤	13	1.1	8
其他	17	1.4	7

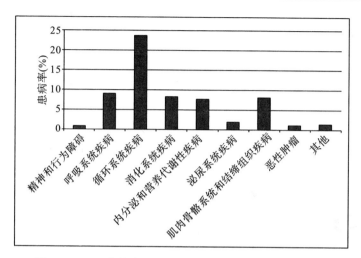

图 2-2-11 农村地区医疗机构患者的慢性病患病率情况

将所患的慢性病按患病率由高到低排序，其中，排前 5 位的疾病依次为高血压、糖尿病、冠心病、慢性气管炎/慢性支气管炎和腰椎间盘脱出，见表 2-2-38。

表 2-2-38 农村地区医疗机构患者患慢性病前五位病种

顺位	疾病名称	患病人数	患病率（%）
1	高血压	179	15.1
2	糖尿病	76	6.4
3	冠心病	47	4.0
4	慢性气管炎/慢性支气管炎	45	3.8
5	腰椎间盘脱出	31	2.6

（二）慢性病就医选择情况

调查显示，在农村地区，患者慢性病就医选择以社区卫生服务中心/乡镇卫生院所占比例最高，为 29.5%，其次为二级医院，占 22.5%，第三和第四分别是三级医院和社区卫生服务站/村卫生室，比例分别为 12.3% 和 9.4%。未治疗的患者比例为 6.1%。具体情况详见表 2-2-39 及图 2-2-12。

表 2-2-39　农村地区医疗机构患者慢性病的就医选择

就医选择	选择人次数	占比（%）	排序
未治疗	44	6.1	7
社区卫生服务站/村卫生室	68	9.4	4
社区卫生服务中心/乡镇卫生院	214	29.5	1
二级医院	163	22.5	2
三级医院	89	12.3	3
私人诊所	56	7.7	6
药店坐堂医生	59	8.1	5
其他	33	4.5	8

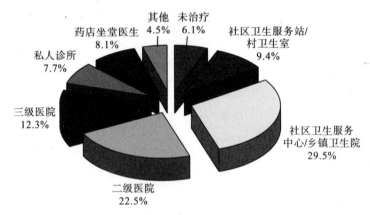

图 2-2-12　农村地区医疗机构患者慢性病的就医选择

六、医疗信息收集情况

（一）收集渠道

问及收集医疗信息的渠道，选择比例较高的均是熟人朋友、电视和自身体验。对于收集医疗信息的最主要渠道和最可信渠道，患者均以选择熟人朋友的比例最高，第二都为自身体验。具体情况详见表2-2-40。

表2-2-40　农村地区不同医疗机构患者医疗信息的收集渠道

渠道	二级医院		社区卫生服务中心/站		乡镇卫生院/村卫生室		私人诊所	
	人次数	构成比（%）	人次数	构成比（%）	人次数	构成比（%）	人次数	构成比（%）
电视	136	18.9	33	16.8	79	11.8	42	20.5
网络	52	7.2	12	6.1	23	3.4	20	9.8
报纸、杂志、书籍	40	5.6	13	6.6	10	1.5	9	4.4
广播	9	1.3	5	2.5	11	1.6	4	2.0
宣传墙报折页	15	2.1	10	5.1	25	3.7	7	3.4
熟人朋友	316	43.9	78	39.6	307	45.8	92	44.9
病友	3	0.4	1	0.5	8	1.2	3	1.5
自身体验	130	18.1	44	22.3	184	27.5	27	13.2
其他	19	2.6	1	0.5	23	3.4	1	0.5
最主要渠道	人数	构成比（%）	人数	构成比（%）	人数	构成比（%）	人数	构成比（%）
电视	41	9.0	19	13.8	20	4.3	21	17.2
网络	25	5.5	6	4.3	12	2.6	9	7.4
报纸、杂志、书籍	6	1.3	2	1.4	2	0.4	0	0.0
广播	2	0.4	1	0.7	1	0.2	2	1.6
宣传墙报折页	1	0.2	1	0.7	3	0.6	1	0.8
熟人朋友	255	55.8	58	42.0	249	53.5	65	53.3
病友	2	0.4	1	0.7	6	1.3	0	0.0

最主要渠道	二级医院		社区卫生服务中心/站		乡镇卫生院/村卫生室		私人诊所	
	人数	构成比（%）	人数	构成比（%）	人数	构成比（%）	人数	构成比（%）
自身体验	107	23.4	31	22.5	150	32.3	23	18.9
其他	18	3.9	19	13.8	22	4.7	1	0.8
最可信渠道								
电视	27	5.9	12	10.1	15	3.2	15	12.3
网络	16	3.5	4	3.4	10	2.1	3	2.5
报纸、杂志、书籍	6	1.3	5	4.2	5	1.1	2	1.6
广播	1	0.2	1	0.8	1	0.2	2	1.6
宣传墙报折页	2	0.4	1	0.8	1	0.2	1	0.8
熟人朋友	277	60.6	63	52.9	242	51.6	78	63.9
病友	3	0.7	0	0.0	6	1.3	0	0.0
自身体验	109	23.9	32	26.9	166	35.4	20	16.4
其他	16	3.5	1	0.8	23	4.9	1	0.8

（二）关注的信息内容

患者关注的医疗信息均以医院口碑、医务人员信息和花费水平为主。最关注的信息内容，同样是医院口碑、医务人员信息和花费水平。认为医疗信息会对选择就医机构造成影响的患者比例均在75%以上（二级医院、社区卫生服务中心/站、乡镇卫生院/村卫生室、私人诊所分别为90.4%、79.8%、79.0%和82.8%）。具体情况详见表2-2-41。

表2-2-41 农村地区不同医疗机构患者关注的医疗信息

关注的信息内容	二级医院		社区卫生服务中心/站		乡镇卫生院/村卫生室		私人诊所	
	人次数	构成比(%)	人次数	构成比(%)	人次数	构成比(%)	人次数	构成比(%)
医院口碑	250	24.2	77	24.5	199	19.4	67	24.2
医务人员信息	267	25.8	89	28.3	226	22.0	79	28.5
花费水平	246	23.8	45	14.3	302	29.5	50	18.1
距离远近	94	9.1	36	11.5	127	12.4	25	9.0
诊疗服务	92	8.9	35	11.1	60	5.9	22	7.9
候诊便捷程度	73	7.1	19	6.1	54	5.3	28	10.1
其他	13	1.3	13	4.1	57	5.6	6	2.2
最关注的信息内容	人数	构成比(%)	人数	构成比(%)	人数	构成比(%)	人数	构成比(%)
医院口碑	147	32.2	33	27.7	99	21.3	43	35.2
医务人员信息	146	31.9	61	51.3	130	28.0	54	44.3
花费水平	116	25.4	10	8.4	143	30.8	12	9.8
距离远近	21	4.6	5	4.2	19	4.1	5	4.1
诊疗服务	13	2.8	4	3.4	17	3.7	2	1.6
候诊便捷程度	9	2.0	0	0.0	10	2.2	4	3.3
其他	5	1.1	6	5.0	47	10.1	2	1.6

(三)他人信息对就医选择的影响

患者做出就医选择时会考虑他人意见的比例较高,均在50%以上(分别为59.6%、53.3%、51.3%和61.5%)。患者考虑意见较多的人群为家人、亲戚朋友和医务人员。不同医疗机构

患者认为最可信的人群均主要是家人和医生/护士。具体情况详
见表2-2-42。

表2-2-42 他人信息对农村地区医疗机构患者就医选择的影响情况

考虑哪些人的意见	二级医院		社区卫生服务中心/站		乡镇卫生院/村卫生室		私人诊所	
	人次数	构成比（%）	人次数	构成比（%）	人次数	构成比（%）	人次数	构成比（%）
家人	249	45.8	52	32.7	169	38.9	59	33.7
亲戚朋友	153	28.1	41	25.8	115	26.4	49	28.0
医生/护士	80	14.7	34	21.4	87	20.0	34	19.4
病友	10	1.8	13	8.2	37	8.5	11	6.3
邻居	32	5.9	12	7.5	20	4.6	13	7.4
同事	19	3.5	7	4.4	6	1.4	9	5.1
其他	1	0.2	0	0.0	1	0.2	0	0.0
最可信的人	人数	构成比（%）	人数	构成比（%）	人数	构成比（%）	人数	构成比（%）
家人	205	72.7	34	52.3	124	58.2	44	58.7
亲戚朋友	12	4.3	4	6.2	13	6.1	9	12.0
医生/护士	55	19.5	21	32.3	57	26.8	18	24.0
病友	4	1.4	4	6.2	16	7.5	3	4.0
邻居	2	0.7	1	1.5	2	0.9	1	1.3
同事	3	1.1	1	1.5	0	0.0	0	0.0
其他	1	0.4	0	0.0	1	0.5	0	0.0

第四节　本章小结

第一，城市地区：到社区卫生服务中心/站、私人诊所就医

的女性患者比例较高；私人诊所患者中的年轻人比例高于其他类型医疗机构；三级医院和私人诊所的非本市户口患者所占的比例相对较高；三级医院患者中的管理者/技术人员比例高于其他类型医疗机构；三级医院患者中，家庭人均年收入低者（<1万元）所占比例明显低于其他类型医疗机构；社区卫生服务中心/站和私人诊所患者的当家人文化程度低（文盲和小学）的比例明显高于二级医院和三级医院。

农村地区：到私人诊所和社区卫生服务中心/站就医的女性患者比例较高，私人诊所的患者中年轻人的比例最高，到二级医院和乡镇卫生院/村卫生室就医的患者中非本市户口者不足一成，到社区卫生服务中心/站就医的患者中工人/员工的比例低于二级医院和私人诊所，到私人诊所就医的患者当家人文化程度较低的（小学及以下）的比例最低。

第二，城市地区到二级和三级医院就医的患者，其中50％左右发病时自觉病情一般或轻，农村地区到二级医院就医的患者中，也有50％左右发病时自觉病情一般或轻。

第三，患者选择不同医疗机构的原因：选择三级医院的最主要原因是认为其医疗技术水平高，选择二级医院的最主要原因是医疗技术水平高和医保定点单位，选择基层医疗机构的最主要原因是距离近，选择私人诊所的最主要原因是有信赖的医生和距离近。

第四，城市地区在社区卫生服务中心/站就医的患者，认为就医距离近的占79.9％，认为花费不贵的占73.9％，认为等候时间不长的占81.3％，对社区卫生服务中心/站印象好的占74.7％。农村地区在社区卫生服务中心/站就医的患者，认为就医距离近的占80.2％，认为花费不贵的占73.8％，认为等候时间不长的占79.5％，对社区卫生服务中心/站印象好的占85.3％。

第五，自觉病情一般时：在城市地区的患者中，选择基层医疗机构就医的比例为 24.7%，选择自我治疗的比例为 15%；在农村地区的患者中，选择社区卫生服务中心/站、乡镇卫生院/村卫生室就医的比例分别为 16.0% 和 27.9%，选择自我医疗的比例为 12.0%。

自觉病情严重时，患者选择较高级别医疗机构的比例较高。城市地区患者选择三级医院的比例为 60.8%；农村地区患者选择二级医院的比例为 52.0%，选择三级医院的比例为 18.3%。

第六，选择就医机构时，在城市和农村地区的患者中，受医疗保险报销比例影响的比例分别为 37.3% 和 46.2%。在省部级医院中，该比例为 51.8%。

第七，患者慢性病治疗机构的选择：城市地区的患者中，选择基层医疗机构的比例为 26.5%，选择二级医院的比例为 41.2%。农村地区的患者中，选择社区卫生服务站/村卫生室治疗慢性病的比例为 9.4%，选择社区卫生服务中心/乡镇卫生院的比例为 29.5%，选择二级医院的比例为 22.5%。

第八，患者医疗信息的主要收集渠道是熟人朋友和自身体验。患者对从这两种渠道得到的医疗信息也更为信任。患者关注的医疗信息内容主要是医疗机构的口碑、医务人员信息和花费水平。

在城市和农村地区的患者中，有相当一部分选择医疗机构时会受到他人影响，其比例分别为 50.6% 和 53.5%。其中，受家人影响的比例最高，分别为 87.5% 和 83.3%。家人是城市和农村地区的患者最信任的人群，患者中觉得家人的信息最可信的比例分别为 71.0% 和 63.6%。

第三章　社区居民就医行为的调查分析结果

第一节　城市地区居民调查分析结果

一、居民个人和家庭基本情况

调查的城市居民共 308 人，其个人基本情况见表 2-3-1。其中，男性、女性比例分别为 40.3%、59.7%。中年人占比最大（45.5%），其次为老年人（39.9%）。大多数为已婚者（77.6%）和本市户口的居民（89.3%）。其中，工人/员工、离退休人员和无业人员的比例分别为 15.3%、35.7%、38.3%。文化程度为文盲、小学、初中、高中/中专、大专及以上者分别占 12.7%、34.7%、30.2%、15.3%、7.1%。个人年收入在 1 万元以下的占 33.8%，在 5 万元以上的仅占 4.6%。最近一次发病时自觉严重者占三分之一（33.4%）。

表 2-3-1　城市居民个人基本情况

	人数	构成比（%）		人数	构成比（%）
性别			年龄（岁）		
男	124	40.3	15～40	45	14.6
女	184	59.7	41～64	140	45.5
是否本市户口			65 岁及以上	123	39.9

	人数	构成比（%）		人数	构成比（%）
是	275	89.3	文化程度		
否	33	10.7	文盲	39	12.7
婚姻状况			小学	107	34.7
未婚	19	6.2	初中	93	30.2
已婚	239	77.6	高中/中专	47	15.3
离婚及丧偶	50	16.2	大专及以上	22	7.1
是否参加社会医疗保险			是否购买商业医疗保险		
是	289	93.8	是	22	7.1
否	19	6.2	否	286	92.9
职业			个人年收入		
管理者/技术人员	19	6.2	5000元以内	61	19.8
工人/员工	47	15.3	5000～9999元	43	14.0
离退休人员	110	35.7	10000～29999元	162	52.6
无业人员	118	38.3	30000～49999元	28	9.1
农民	7	2.3	50000～99999元	11	3.6
其他	7	2.3	10万元及以上	3	1.0
发病时自觉病情严重程度					
轻	59	19.2			
中	146	47.4			
重	103	33.4			

调查的城市居民家庭基本情况见表2-3-2。家庭人均年收入在1万元以下的占25.6%，在5万元以上的占6.8%。最近一年家庭医疗支出占收入比例在40%以上的比例是11.0%。当家人文化程度为小学及以下、大专及以上的比例分别为41.5%、6.5%。

表 2-3-2　城市居民的家庭基本情况

	人数	构成比（%）		人数	构成比（%）
家庭人均年收入			近一年家庭医疗支出占收入的比例		
5000 元以内	30	9.7	10%以下	151	49.0
5000～9999 元	49	15.9	10%～19%	74	24.0
10000～29999 元	163	52.9	20%～29%	33	10.7
30000～49999 元	45	14.6	30%～39%	16	5.2
50000～99999 元	18	5.8	40%～49%	13	4.2
10 万元及以上	3	1.0	50%以上	21	6.8
当家人文化程度					
文盲	25	8.1			
小学	103	33.4			
初中	107	34.7			
高中/中专	53	17.2			
大专及以上	20	6.5			

二、最近一次就医选择、选择原因及看法

（一）最近一次就医选择

城市居民最近一次患病选择的医疗机构见表 2-3-3。其选择的机构以三级医院为主，占 31.2%；其次为私人诊所，占 21.4%；再次为药店坐堂医生，占 17.9%；第四、第五分别为二级医院和社区卫生服务站，分别占 12.7%、8.1%。

表 2-3-3　城市居民最近一次就医选择的医疗机构

医疗机构	人数	构成比（%）	排序
社区卫生服务站	25	8.1	5
社区卫生服务中心	18	5.8	6
二级医院	39	12.7	4
三级医院	96	31.2	1
私人诊所	66	21.4	2
药店坐堂医生	55	17.9	3
民营医院	9	2.9	7
合计	308	100.0	

（二）选择原因

城市居民选择社区卫生服务站、社区卫生服务中心、私人诊所和药店坐堂医生的原因中"距离近"和"价格合理"均占到较大比例，"距离近"的比例分别为 35.9%、40.5%、34.6%、36.5%，"价格合理"的比例分别为 28.1%、21.4%、26.9%、28.7%。选择社区卫生服务站和私人诊所的患者因"态度好"的比例也较高，分别为 12.5%和 11.5%。选择社区卫生服务中心和私人诊所的原因中，"有信赖医生"占到了一定的比例，分别为 16.7%和 10.8%，高于其他机构。

选择到二级医院和三级医院就医的居民因"技术高"和"设备好"的比例较为突出，"技术高"的比例分别为 25.3%和 33.7%，"设备好"的比例分别为 10.8%和 21.2%。

分析最主要的选择原因，结果显示，选择社区卫生服务站、私人诊所和药店坐堂医生处就医居民的最主要原因中，"距离近"和"价格合理"分别是前两位原因。选择三级医院就医居民的最主要原因中，"技术高"的比例最大，达到 53.1%，且该比例远高于其他医疗机构。具体情况详见表 2-3-4。

表 2-3-4 城市居民最近一次就医选择机构的原因

原因	社区卫生服务站		社区卫生服务中心		二级医院		三级医院		私人诊所		药店坐堂医生		民营医院	
	人次数	占比(%)	人次数	占比(%)	人次数	占比(%)	人次数	占比(%)	人次数	占比(%)	人次数	占比(%)	人次数	比例
距离近	23	35.9	17	40.5	17	20.5	22	10.6	45	34.6	42	36.5	3	3/19
价格合理	18	28.1	9	21.4	9	10.8	4	1.9	35	26.9	33	28.7	3	3/19
技术高	3	4.7	3	7.1	21	25.3	70	33.7	14	10.8	4	3.5	4	4/19
设备好	1	1.6	1	2.4	9	10.8	44	21.2	0	0.0	0	0.0	0	0
药品丰富	1	1.6	0	0.0	3	3.6	22	10.6	1	0.8	9	7.8	0	0
态度好	8	12.5	2	4.8	4	4.8	6	2.9	15	11.5	5	4.3	2	2/19
定点单位	4	6.3	1	2.4	7	8.4	12	5.8	0	0.0	7	6.1	4	4/19
有熟人	3	4.7	2	4.8	4	4.8	8	3.8	3	2.3	5	4.3	2	2/19
有信赖医生	3	4.7	7	16.7	6	7.2	19	9.1	14	10.8	5	4.3	1	1/19
其他	0	0.0	0	0.0	3	3.6	1	0.5	3	2.3	5	4.3	0	0

续表2-3-4

最主要原因	社区卫生服务站		社区卫生服务中心		二级医院		三级医院		私人诊所		药店坐堂医生		民营医院	
	人数	占比(%)	人数	占比(%)	人数	占比(%)	人数	占比(%)	人数	占比(%)	人数	占比(%)	人数	比例
距离近	13	52.0	11	61.1	10	25.6	17	17.7	30	46.2	23	41.8	1	1/9
价格合理	7	28.0	1	5.6	4	10.3	3	3.1	13	20.0	15	27.3	1	1/9
技术高	3	12.0	3	16.7	10	25.6	51	53.1	8	12.3	2	3.6	3	3/9
设备好	0	0.0	0	0.0	1	2.6	5	5.2	0	0.0	0	0.0	0	0
药品丰富	0	0.0	0	0.0	0	0.0	0	0.0	0	0.0	3	5.5	0	0
态度好	0	0.0	0	0.0	1	2.6	0	0.0	2	3.1	0	0.0	0	0
定点单位	0	0.0	0	0.0	4	10.3	7	7.3	0	0.0	5	9.1	3	3/9
有熟人	0	0.0	0	0.0	3	7.7	5	5.2	1	1.5	1	1.8	0	0
有信赖医生	2	8.0	3	16.7	4	10.3	8	8.3	9	13.8	2	3.6	1	1/9
其他	0	0.0	0	0.0	2	5.1	0	0.0	2	3.1	4	7.3	0	0

（三）就医看法及评价

因选择到民营医院就医的居民很少，因此在此比较的是选择其他医疗机构就医居民的看法及评价。

调查显示，在就医距离方面，除二级医院、三级医院外，选择其他医疗机构就医的居民中，认为不远的比例均在80%以上。选择三级医院就医的居民中，认为远的比例达到12.5%，明显高于其他医疗机构。

在就医花费方面，除选择二级医院、三级医院的居民外，选择其他机构的居民认为不贵或一般的比例均在90%左右或以上。相应的，选择三级医院的居民中，认为贵的比例最高，为53.1%，其次为二级医院，为28.2%，再次为民营医院，为22.2%。

在就医等候时间方面，除二级医院、三级医院的居民外，选择其他医疗机构就医的居民中，认为等候时间不长或一般的比例均为95%以上。相应的，选择三级医院就医的居民中，认为等候时间长的比例最高，为25.0%，其次为二级医院，为15.4%。

选择社区卫生服务站、社区卫生服务中心和私人诊所就医的居民中，对医疗机构印象好的比例均占七成以上，选择二级医院、三级医院和药店坐堂医生就医的居民中该比例都只有五成左右。

城市居民中认为医疗保险报销比例对就医机构选择有影响的比例为50.0%，选择二级医院、三级医院和药店坐堂医生就医的居民中，该比例都接近或超过了一半。选择这三类医疗机构就医且认为医疗保险比例对其就医选择有影响的居民中，认为医疗保险报销比例对他们选择就医机构影响高的比例也超过了一半。具体情况详见表2-3-5。

表2-3-5 城市居民最近一次就医的看法及评价

	社区卫生服务站		社区卫生服务中心		二级医院		三级医院		私人诊所		药店坐堂医生		民营医院	
	人次数	占比(%)	人次数	占比(%)	人次数	占比(%)	人次数	占比(%)	人次数	占比(%)	人次数	占比(%)	人次数	比例
距离														
不远	23	92.0	16	88.9	28	71.8	68	70.8	58	87.9	48	87.3	7	7/9
一般	2	8.0	1	5.6	8	20.5	16	16.7	5	7.6	7	12.7	2	2/9
远	0	0.0	1	5.6	3	7.7	12	12.5	3	4.5	0	0.0	0	0
价格														
贵	0	0.0	0	0.0	11	28.2	51	53.1	2	3.0	6	10.9	2	2/9
一般	12	48.0	5	27.8	21	53.8	29	30.2	21	31.8	15	27.3	4	4/9
不贵	13	52.0	13	72.2	7	17.9	16	16.7	43	65.2	34	61.8	3	3/9
等候时间														
长	0	0.0	0	0.0	6	15.4	24	25.0	1	1.5	1	1.8	0	0
一般	8	32.0	3	16.7	12	30.8	29	30.2	14	21.2	8	14.5	4	4/9
不长	17	68.0	15	83.3	21	53.8	43	44.8	51	77.3	46	83.6	5	5/9

续表2-3-5

	社区卫生服务站		社区卫生服务中心		二级医院		三级医院		私人诊所		药店坐堂医生		民营医院	
	人次数	占比(%)	人次数	占比(%)	人次数	占比(%)	人次数	占比(%)	人次数	占比(%)	人次数	占比(%)	人次数	比例
印象														
好	19	76.0	14	77.8	20	51.3	49	51.0	49	74.3	30	54.5	2	2/9
一般	6	24.0	4	22.2	17	43.6	39	40.6	16	24.2	24	43.6	7	7/9
不好	0	0.0	0	0.0	2	5.1	8	8.3	1	1.5	1	1.8	0	0
医疗报销比例是否影响选择														
是	11	44.0	7	38.9	19	48.7	52	54.2	28	42.4	30	54.5	7	7/9
否	14	56.0	11	61.1	20	51.3	44	45.8	38	57.6	25	45.5	2	2/9
医疗报销比例影响程度														
高	4	36.4	6	85.7	13	68.4	29	55.8	14	48.3	20	71.4	1	1/6
一般	5	45.5	1	14.3	6	31.6	18	34.6	13	44.8	8	28.6	5	5/6
低	2	18.2	0	0.0	0	0.0	5	9.6	2	6.9	0	0.0	0	0

三、自觉病情一般时的就医选择及原因

（一）就医选择情况

本研究调查询问了居民自觉病情一般时的就医选择及他们做出选择的原因。结果显示：自觉病情一般时，除16.9%的居民选择自我医疗、1.6%的居民不就医外，选择到药店坐堂医生处就医的比例最高（28.6%），其次为私人诊所（25.6%），再次为社区卫生服务中心（13.0%），选择社区卫生服务站的居民比例为5.5%，后两者合计18.5%。具体情况详见表2-3-6、图2-3-1。

表2-3-6　城市居民自觉病情一般时的就医选择

就医选择	人数	构成比（%）	排序
社区卫生服务站	17	5.5	5
社区卫生服务中心	40	13.0	4
二级医院	12	3.9	7
三级医院	15	4.9	6
私人诊所	79	25.6	2
药店坐堂医生	88	28.6	1
自我医疗	52	16.9	3
不就医	5	1.6	8
合计	308	100.0	

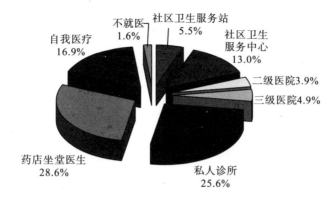

图 2-3-1 城市居民自觉病情一般时的就医选择

（二）选择原因

问及居民自觉病情一般时选择就医机构的原因：选择社区卫生服务中心/站、私人诊所、药店坐堂医生的居民以"距离近""价格合理"的比例较高；选择二级医院、三级医院的居民以"技术高"的比例较高。另外，选择社区卫生服务中心、二级医院和三级医院就医的居民因"定点单位"就医的原因均占到了一定比例（分别为12.5%、8.7%、15.2%）。

问及居民选择的最主要原因：选择社区卫生服务中心/站就医的居民因"距离近"就医者占大多数。选择二级医院就医的居民中，"距离近""技术高""有信赖医生""价格合理"的比例分别占前四位。选择三级医院就医的居民，"技术高"的比例（40.0%）明显高于其他医疗机构，"定点单位"的比例达到26.7%。选择私人诊所和药店坐堂医生就医的居民中，以"距离近"和"价格合理"的比例较高。具体情况详见表2-3-7。

表2-3-7 城市居民自觉病情一般时选择就医机构的原因

原因	社区卫生服务站		社区卫生服务中心		二级医院		三级医院		私人诊所		药店坐堂医生	
	人次数	占比(%)	人次数	占比(%)	人次数	占比(%)	人次数	占比(%)	人次数	占比(%)	人次数	占比(%)
距离近	16	42.1	34	38.6	4	17.4	4	12.1	49	32.0	66	39.5
价格合理	8	21.1	20	22.7	4	17.4	1	3.0	46	30.1	52	31.1
技术高	3	7.9	3	3.4	6	26.1	8	24.2	10	6.5	4	2.4
设备好	1	2.6	1	1.1	2	8.7	5	15.2	0	0.0	1	0.6
药品丰富	0	0.0	2	2.3	2	8.7	4	12.1	4	2.6	13	7.8
态度好	3	7.9	7	8.0	1	4.3	0	0.0	13	8.5	8	4.8
定点单位	0	0.0	11	12.5	2	8.7	5	15.2	1	0.7	7	4.2
有熟人	3	7.9	2	2.3	0	0.0	2	6.1	5	3.3	2	1.2
有信赖医生	4	10.5	8	9.1	2	8.7	4	12.1	17	11.1	5	3.0
其他	0	0.0	0	0.0	0	0.0	0	0.0	8	5.2	9	5.4

续表2-3-7

最主要原因	社区卫生服务站 人数	社区卫生服务站 占比(%)	社区卫生服务中心 人数	社区卫生服务中心 占比(%)	二级医院 人数	二级医院 占比(%)	三级医院 人数	三级医院 占比(%)	私人诊所 人数	私人诊所 占比(%)	药店坐堂医生 人数	药店坐堂医生 占比(%)
距离近	13	76.5	25	62.5	3	25.0	2	13.3	28	35.4	42	47.7
价格合理	1	5.9	5	12.5	2	16.7	1	6.7	27	34.2	24	27.3
技术高	2	11.8	0	0.0	3	25.0	6	40.0	5	6.3	2	2.3
设备好	0	0.0	0	0.0	1	8.3	0	0.0	0	0.0	0	0.0
药品丰富	0	0.0	0	0.0	0	0.0	0	0.0	0	0.0	4	4.5
态度好	0	0.0	0	0.0	0	0.0	0	0.0	1	1.3	1	1.1
定点单位	0	0.0	5	12.5	1	8.3	4	26.7	1	1.3	5	5.7
有熟人	0	0.0	1	2.5	0	0.0	1	6.7	1	1.3	1	1.1
有信赖医生	1	5.9	4	10.0	2	16.7	1	6.7	12	15.2	2	2.3
其他	0	0.0	0	0.0	0	0.0	0	0.0	4	5.1	7	8.0

四、自觉病情严重时的就医选择及原因

（一）就医选择情况

结果显示，自觉病情严重时，城市居民均选择到医疗机构就医。其中，选择到三级医院和二级医院就医的居民占到绝大多数，共占到88.0%。具体情况详见表2-3-8、图2-3-2。

表2-3-8　城市居民自觉病情严重时选择的就医机构

就医机构	人数	构成比（%）	排序
社区卫生服务站	5	1.6	6
社区卫生服务中心	10	3.2	4
二级医院	74	24.0	2
三级医院	197	64.0	1
私人诊所	13	4.2	3
药店坐堂医生	7	2.4	5
民营医院	2	0.6	7
合计	308	100.0	

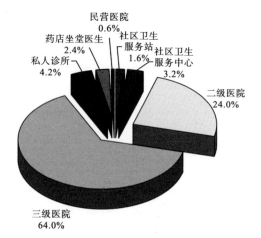

图2-3-2　城市居民自觉病情严重时选择的就医机构

（二）选择原因

自觉病情严重时，选择到二级和三级医院就医的居民以"技术高""设备好"的比例较高，"技术高"的比例分别为 30.1%、41.5%，"设备好"的比例分别是 19.1%、29.4%。居民选择医疗机构的最主要原因中，选择到二级和三级医院就医的居民因"技术高"就医的比例分别达到了 41.9%和 69.5%。具体情况详见表 2-3-9。

表 2-3-9 城市居民自觉病情严重时选择就医机构的原因

原因	社区卫生服务站		社区卫生服务中心		二级医院		三级医院		私人诊所		药店坐堂医生		民营医院	
	人次数	占比(%)	人次数	占比(%)	人次数	占比(%)	人次数	占比(%)	人次数	占比(%)	人次数	占比(%)	人次数	比例
距离近	5	5/11	8	40.0	15	8.7	22	5.3	5	19.2	6	6/20	1	1/3
价格合理	2	2/11	4	20.0	12	6.9	5	1.2	9	34.6	4	4/20	0	0
技术高	1	1/11	3	15.0	52	30.1	171	41.5	5	19.2	1	1/20	0	0
设备好	0	0	0	0.0	33	19.1	121	29.4	0	0.0	0	0	0	0
药品丰富	0	0	0	0.0	12	6.9	47	11.4	1	3.8	4	4/20	0	0
态度好	0	0	0	0.0	6	3.5	7	1.7	4	15.4	0	0	0	0
定点单位	0	0	1	5.0	21	12.1	28	6.8	0	0.0	3	3/20	2	2/3
有熟人	1	1/11	2	10.0	6	3.5	8	1.9	0	0.0	0	0	0	0
有信赖医生	2	2/11	2	10.0	16	9.2	1	0.2	2	7.7	1	1/20	0	0
其他	0	0	0	0.0	0	0.0	2	0.5	0	0.0	1	1/20	0	0

续表2-3-9

最主要原因	社区卫生服务站		社区卫生服务中心		二级医院		三级医院		私人诊所		药店坐堂医生		民营医院	
	人数	比例	人数	占比(%)	人数	占比(%)	人数	占比(%)	人数	占比(%)	人数	比例	人数	比例
距离近	4	4/5	6	60.0	9	12.2	7	3.6	4	30.8	1	1/7	0	0
价格合理	0	0	0	0.0	2	2.7	2	1.0	4	30.8	2	2/7	0	0
技术高	0	0	1	10.0	31	41.9	137	69.5	4	30.8	1	1/7	0	0
设备好	0	0	0	0.0	4	5.4	12	6.1	0	0.0	0	0	0	0
药品丰富	0	0	0	0.0	0	0.0	0	0.0	0	0.0	2	2/7	0	0
态度好	0	0	0	0.0	0	0.0	1	0.5	0	0.0	0	0	0	0
定点单位	0	0	1	10.0	17	23.0	19	9.6	0	0.0	0	0	0	0
有熟人	0	0	1	10.0	4	5.4	6	3.0	0	0.0	1	1/7	0	0
有信赖医生	1	1/5	1	10.0	7	9.5	12	6.1	1	7.7	0	0	0	0
其他	0	0	0	0.0	0	0.0	1	0.5	0	0.0	0	0	0	0

五、慢性病就医选择情况

（一）慢性病患病情况

调查的 308 名城市居民中，153 人患有经医生确诊的慢性病，慢性病患病率为 49.7%。从疾病系统看，循环系统疾病患病率最高（33.4%），其次为肌肉骨骼系统和结缔组织疾病（12.3%），再次为内分泌和营养代谢性疾病、消化系统疾病（均为 9.1%）。具体情况详见表 2-3-10、图 2-3-3。

表 2-3-10　城市居民慢性病患病的疾病系统情况

疾病系统	患病人数	患病率（%）	排序
精神和行为障碍	3	1.0	8
呼吸系统疾病	20	6.5	5
循环系统疾病	103	33.4	1
消化系统疾病	28	9.1	3
内分泌和营养代谢性疾病	28	9.1	3
泌尿系统疾病	6	1.9	6
肌肉骨骼系统和结缔组织疾病	38	12.3	2
恶性肿瘤	4	1.3	7
其他	2	0.6	9

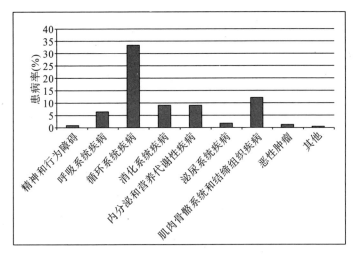

图 2-3-3 城市居民慢性病患病率情况

将所患的慢性病按患病率由高到低排序，其中，排前 5 位的疾病依次为高血压、糖尿病、冠心病、慢性气管炎/慢性支气管炎和慢性胃炎。具体情况详见表 2-3-11。

表 2-3-11 城市居民患慢性病前五位病种

顺位	病种	患病人数	患病率（%）
1	高血压	65	21.1
2	糖尿病	18	5.8
3	冠心病	18	5.8
4	慢性气管炎/慢性支气管炎	18	5.8
5	慢性胃炎	13	4.2

（二）慢性病就医选择情况

调查显示：接近一半的居民选择到三级医院治疗慢性病，比例最高，为 50.4%；其次为二级医院（19.0%），再次为社区卫生服务中心（10.3%），选择社区卫生服务站的居民比例为

3.4%，与社区卫生服务中心合计为 13.7%。分别有 8.6%、4.9%的居民选择到私人诊所、药店坐堂医生处治疗慢性病。具体情况详见表 2-3-12、图 2-3-4。

表 2-3-12　城市居民慢性病的就医选择

就医选择	选择人次数	占比（%）	排序
未治疗	1	0.4	8
社区卫生服务站	8	3.4	6
社区卫生服务中心	24	10.3	3
二级医院	44	19.0	2
三级医院	117	50.4	1
私人诊所	20	8.6	4
药店坐堂医生	11	4.9	5
其他	7	3.0	7

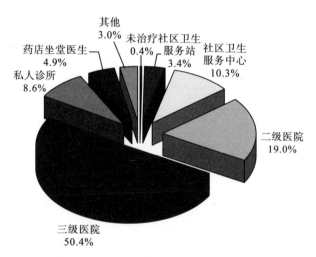

图 2-3-4　城市居民慢性病的就医选择

六、医疗信息收集情况

(一) 收集渠道

分析发现,城市居民收集医疗信息的渠道主要为熟人朋友、电视、自身体验。最主要和最可信的信息收集渠道均以熟人朋友和自身体验占较大比例。具体情况详见表2-3-13。

表2-3-13 城市居民医疗信息的收集渠道

渠道	人次数	构成比 (%)	最主要渠道	人数	构成比 (%)	最可信渠道	人数	构成比 (%)
电视	110	20.5	电视	37	12.3	电视	22	7.3
网络	22	4.1	网络	10	3.3	网络	2	0.7
报纸、杂志、书籍	45	8.4	报纸、杂志、书籍	14	4.7	报纸、杂志、书籍	9	3.0
广播	12	2.2	广播	3	1.0	广播	2	0.7
宣传墙报折页	24	4.5	宣传墙报折页	6	2.0	宣传墙报折页	8	2.7
熟人朋友	220	41.0	熟人朋友	145	48.3	熟人朋友	172	57.3
病友	4	0.7	病友	2	0.7	病友	2	0.7
自身体验	89	16.6	自身体验	76	25.3	自身体验	76	25.3
其他	10	1.9	其他	7	2.3	其他	7	2.3

(二) 关注的信息内容

城市居民关注的医疗信息内容以医院口碑、医务人员信息和花费水平为主。最关注的信息内容同上。具体情况详见表2-3-14。

表 2-3-14 城市居民关注的医疗信息

关注的信息内容	人次数	构成比（%）	最关注的信息内容	人数	构成比（%）
医院口碑	182	24.8	医院口碑	93	31.0
医务人员信息	151	20.6	医务人员信息	63	21.0
花费水平	190	25.9	花费水平	88	29.3
距离远近	63	8.6	距离远近	15	5.0
诊疗服务	53	7.2	诊疗服务	9	3.0
候诊便捷程度	63	8.6	候诊便捷程度	6	2.0
其他	31	4.2	其他	26	8.7

（三）他人信息对就医选择的影响

在选择就医机构时，城市居民中会考虑他人意见的比例为54.2%。其中，考虑最多的是家人的意见（40.1%），第二是亲戚朋友（28.5%），第三是医生/护士（14.5%）。他们认为最可信的人群是家人。具体情况详见表 2-3-15。

表 2-3-15 他人信息对城市居民就医选择的影响情况

考虑哪些人的意见	人次数	构成比（%）	认为最可信的人	人数	构成比（%）
家人	149	40.1	家人	124	74.3
亲戚朋友	106	28.5	亲戚朋友	9	5.4
医生/护士	54	14.5	医生/护士	23	13.8
病友	20	5.4	病友	6	3.6
邻居	29	7.8	邻居	4	2.4
同事	14	3.8	同事	1	0.6
其他	0	0.0	其他	0	0.0

第二节　农村地区居民调查分析结果

一、居民个人和家庭基本情况

调查的农村地区居民共 453 人，其个人基本情况见表 2-3-16。其中，男性、女性的比例分别为 38.6％、61.4％。中年人占比最大（48.3％），其次为年轻人（29.6％），再次为老年人（22.1％）。大多数为已婚者（82.6％）和本市户口的居民（91.4％）。工人/员工、无业人员和农民的比例分别占到 35.8％、27.2％、13.2％。文化程度为文盲、小学、初中、高中/中专、大专及以上比例分别为 13.9％、32.5％、33.3％、12.6％、7.7％。个人年收入在 1 万元以下的占 53.0％，在 5 万元以上的仅占 2.2％。最近一次发病时自觉严重的比例为 23.6％。

表 2-3-16　农村居民个人基本情况

	人数	构成比（％）		人数	构成比（％）
性别			年龄（岁）		
男	175	38.6	15～40	134	29.6
女	278	61.4	41～64	219	48.3
是否本市户口			65 岁及以上	100	22.1
是	414	91.4	文化程度		
否	39	8.6	文盲	63	13.9
婚姻状况			小学	147	32.5
未婚	30	6.6	初中	151	33.3
已婚	374	82.6	高中/中专	57	12.6

	人数	构成比（％）		人数	构成比（％）
离婚及丧偶	49	10.8	大专及以上	35	7.7
是否参加社会医疗保险			是否购买商业医疗保险		
是	414	91.4	是	37	8.2
否	39	8.6	否	416	91.8
职业			个人年收入		
管理者/技术人员	37	8.2	5000元以内	144	31.8
工人/员工	162	35.8	5000～9999元	96	21.2
离退休人员	57	12.6	10000～29999元	170	37.5
无业人员	123	27.2	30000～49999元	33	7.3
农民	60	13.2	50000～99999元	10	2.2
其他	14	3.1	10万元及以上	0	0.0
发病时自觉病情严重程度					
轻	159	35.1			
中	187	41.3			
重	107	23.6			

调查的农村居民家庭基本情况见表2－3－17。家庭人均年收入在1万元以下的占53.2％，在5万元以上的占3.7％。最近一年家庭医疗支出占收入比例在40％以上的比例是12.5％。当家人文化程度为小学及以下、大专及以上的比例分别为42.6％、6.6％。

表 2-3-17　农村居民的家庭基本情况

	人数	构成比（%）		人数	构成比（%）
家庭人均年收入			近一年家庭医疗支出占收入的比例		
5000 元以内	113	24.9	10%以下	255	56.3
5000～9999 元	128	28.3	10%～19%	82	18.1
10000～29999 元	169	37.3	20%～29%	44	9.7
30000～49999 元	26	5.7	30%～39%	15	3.3
50000～99999 元	11	2.4	40%～49%	21	4.6
10 万元及以上	6	1.3	50%以上	36	7.9
当家人文化程度					
文盲	45	9.9			
小学	148	32.7			
初中	180	39.7			
高中/中专	50	11.0			
大专及以上	30	6.6			

二、最近一次就医选择、选择原因及看法

（一）最近一次就医选择

农村居民最近一次患病选择的就医机构见表 2-3-18。其选择的机构以乡镇卫生院/村卫生室为主，占 27.2%，其次为二级医院，占 25.6%，再次为私人诊所，占 19.4%，第四为药店坐堂医生，占 14.1%。

表2-3-18　农村居民最近一次就医选择的医疗机构

医疗机构	人数	构成比（%）	排序
乡镇卫生院/村卫生室	123	27.2	1
社区卫生服务中心/站	13	2.9	6
二级医院	116	25.6	2
三级医院	40	8.8	5
私人诊所	88	19.4	3
药店坐堂医生	64	14.1	4
其他医疗机构	9	2.0	7
合计	453	100.0	

（二）选择原因

农村居民选择乡镇卫生院/村卫生室、二级医院和私人诊所的原因中，"距离近"占较大比例，分别为30.6%、20.6%、27.5%。选择药店坐堂医生处就医的居民以"价格合理"的比例较为突出，占33.9%。选择二级医院和三级医院的居民"技术高"的比例分别为30.9%和33.0%，"设备好"的比例分别为14.2%和20.2%，高于其他机构。

分析最主要的选择原因，结果显示，选择私人诊所和药店坐堂医生的居民的最主要原因中，"距离近"和"价格合理"分别是前两位。选择二级医院的居民的最主要原因中，"距离近"和"技术高"的比例较大。选择三级医院就医的居民的最主要原因中，"技术高"占比达到了60.0%，远高于其他医疗机构。具体情况详见表2-3-19。

表2-3-19　农村居民最近一次就医选择机构的原因

原因	乡镇卫生院/村卫生室		社区卫生服务中心/站		二级医院		三级医院		私人诊所		药店坐堂医生		其他医疗机构	
	人次数	占比(%)	人次数	占比(%)	人次数	占比(%)	人次数	占比(%)	人次数	占比(%)	人次数	占比(%)	人次数	占比(%)
距离近	83	30.6	8	34.8	48	20.6	9	9.6	69	27.5	50	45.9	2	12.5
价格合理	47	17.3	5	21.7	21	9.0	2	2.1	56	22.3	37	33.9	3	18.8
技术高	38	14.0	1	4.3	72	30.9	31	33.0	27	10.8	6	5.5	3	18.8
设备好	13	4.8	1	4.3	33	14.2	19	20.2	17	6.8	1	0.9	0	0.0
药品丰富	7	2.6	1	4.3	5	2.1	3	3.2	3	1.2	5	4.6	0	0.0
态度好	19	7.0	2	8.7	9	3.9	9	9.6	20	8.0	2	1.8	2	12.5
定点单位	22	8.1	0	0.0	16	6.9	3	3.2	2	0.8	2	1.8	2	12.5
有熟人	18	6.6	3	13.0	8	3.4	8	8.5	23	9.2	4	3.7	2	12.5
有信赖医生	22	8.1	2	8.7	19	8.2	8	8.5	33	13.1	0	0.0	2	12.5
其他	2	0.7	0	0.0	2	0.9	2	2.1	1	0.4	2	1.8	0	0.0

续表2-3-19

最主要原因	乡镇卫生院/村卫生室		社区卫生服务中心/站		二级医院		三级医院		私人诊所		药店坐堂医生		其他医疗机构	
	人数	占比(%)	人数	占比(%)	人数	占比(%)	人数	占比(%)	人数	占比(%)	人数	占比(%)	人数	占比(%)
距离近	70	56.9	7	53.8	36	31.0	4	10.0	34	38.6	39	60.9	2	22.2
价格合理	9	7.3	4	30.8	4	3.4	1	2.5	17	19.3	18	28.1	3	33.3
技术高	23	18.7	0	0.0	47	40.5	24	60.0	14	15.9	3	4.7	0	0.0
设备好	0	0.0	0	0.0	4	3.4	2	5.0	0	0.0	0	0.0	0	0.0
药品丰富	0	0.0	0	0.0	2	1.7	0	0.0	1	1.1	2	3.1	0	0.0
态度好	1	0.8	1	7.7	2	1.7	0	0.0	0	0.0	1	1.6	0	0.0
定点单位	7	5.7	0	0.0	9	7.8	1	2.5	0	0.0	0	0.0	1	11.1
有熟人	5	4.1	1	7.7	4	3.4	6	15.0	9	10.2	1	1.6	2	22.2
有信赖医生	7	5.7	0	0.0	8	6.9	1	2.5	13	14.8	0	0.0	1	11.1
其他	1	0.8	0	0.0	0	0.0	1	2.5	0	0.0	0	0.0	0	0.0

（三）就医看法及评价

因选择社区卫生服务中心/站、其他医疗机构就医的居民很少，因此在此比较的是选择了其他医疗机构就医的居民的看法及评价。

调查显示：在就医距离方面，除三级医院外，选择其他医疗机构就医的居民认为不远的比例均在 70%左右或以上。选择三级医院就医的居民认为远的比例为 40.0%，明显高于其他医疗机构。

在就医花费方面，除选择三级医院的居民外，选择其他机构的居民认为不贵或一般的占较大比例。相应的，选择三级医院的居民中，认为贵的比例最高，占 60.0%。

在就医等候时间方面，除选择三级医院的居民外，选择其他医疗机构的居民认为等候时间不长或一般的占大多数。认为等候时间长的居民中，选择三级医院的比例最高，为 32.5%。

对医疗机构印象好的比例：选择二级医院、三级医院和私人诊所就医的居民中，该比例均超过了 50%。

农村居民认为医疗保险报销比例对就医机构选择有影响的比例为 41.9%。但是，选择二级医院就医且认为医疗保险比例对其就医选择有影响的居民，认为医疗报销比例对他们选择就医机构影响程度高的比例为一半。具体情况详见表 2-3-20。

表2-3-20 农村居民最近一次就医看法及评价

	乡镇卫生院/村卫生室		社区卫生服务中心/站		二级医院		三级医院		私人诊所		药店坐堂医生		其他医疗机构	
	人次数	占比(%)	人次数	占比(%)	人次数	占比(%)	人次数	占比(%)	人次数	占比(%)	人次数	占比(%)	人数	比例
距离														
不远	110	89.4	12	12/13	89	76.7	13	32.5	76	86.4	58	90.6	5	5/8
一般	10	8.1	1	1/13	14	12.1	11	27.5	12	13.6	3	4.7	1	1/8
远	3	2.4	0	0	13	11.2	16	40.0	0	0.0	3	4.7	3	3/8
价格														
贵	25	20.3	0	0	29	25.0	24	60.0	8	9.1	8	12.5	2	2/9
一般	46	37.4	0	0	49	42.2	11	27.5	21	23.9	17	26.6	5	5/9
不贵	52	42.3	13	13/13	38	32.8	5	12.5	59	67.0	39	60.9	2	2/9
等候时间														
长	3	2.4	0	0	9	7.8	13	32.5	2	2.3	0	0.0	0	0
一般	18	14.6	3	3/13	35	30.2	10	25.0	15	17.0	6	9.4	0	0
不长	102	82.9	10	10/13	72	62.1	17	42.5	71	80.7	58	90.6	9	9/9

续表2-3-20

	乡镇卫生院/村卫生室		社区卫生服务中心/站		二级医院		三级医院		私人诊所		药店坐堂医生		其他医疗机构	
	人次数	占比(%)	人次数	占比(%)	人次数	占比(%)	人次数	占比(%)	人次数	占比(%)	人次数	占比(%)	人数	比例
印象														
好	64	52.0	9	9/13	76	65.5	29	72.5	58	65.9	23	35.9	3	3/9
一般	53	43.1	3	3/13	37	31.9	10	25.0	27	30.7	29	45.3	6	6/9
不好	6	4.9	1	1/13	3	2.6	1	2.5	3	3.4	12	18.8	0	0
医疗报销比例是否影响选择														
是	54	43.9	3	3/13	42	36.2	20	50.0	43	48.9	22	34.4	6	6/9
否	69	56.1	10	10/13	74	63.8	20	50.0	45	51.1	42	65.6	3	3/9
医疗报销比例影响程度														
高	22	40.7	0	0	21	50.0	6	30.0	9	20.9	10	45.5	2	2/7
一般	31	57.4	2	2/3	20	47.6	13	65.0	33	76.7	12	54.5	3	3/7
低	1	1.9	1	1/3	1	2.4	1	5.0	1	2.3	0	0.0	2	2/7

三、自觉病情一般时的就医选择及原因

(一)就医选择情况

本研究调查询问了农村居民自觉病情一般时的就医选择及他们做出选择的原因。结果显示:自觉病情一般时,除24.1%的居民选择自我医疗外,选择到私人诊所就医的居民比例最高(23.6%),其次为选择到药店坐堂医生处就医(21.2%),再次为乡镇卫生院/村卫生室(20.1%),选择到社区卫生服务中心/站就医的居民比例仅为3.5%。具体情况详见表2-3-21、图2-3-5。

表2-3-21 农村居民自觉病情一般时的就医选择

就医机构	人数	构成比(%)	排序
乡镇卫生院/村卫生室	91	20.1	4
社区卫生服务中心/站	16	3.5	6
二级医院	27	6.0	5
三级医院	5	1.1	7
私人诊所	107	23.6	2
药店坐堂医生	96	21.2	3
自我医疗	109	24.1	1
不就医	2	0.4	8
合计	453	100.0	

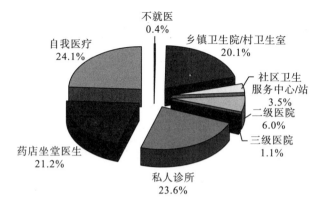

不就医
0.4%

自我医疗
24.1%

乡镇卫生院/村卫生室
20.1%

社区卫生
服务中心/站
3.5%

二级医院
6.0%

三级医院
1.1%

药店坐堂医生
21.2%

私人诊所
23.6%

图 2-3-5　农村居民自觉病情一般时的就医选择

（二）选择原因

问及居民自觉病情一般时选择就医机构的原因，"距离近"
"价格合理"的比例较高。此外，选择乡镇卫生院/村卫生室、二
级医院和私人诊所的居民因"有信赖医生"的占到了一定比例，
分别为 9.3％、9.5％和 9.5％。

问及居民选择的最主要原因，"距离近"的比例都较高。另
外，选择药店坐堂医生处就医的居民"价格合理"的比例
（31.6％）明显高于其他医疗机构，选择乡镇卫生院/村卫生室和
私人诊所的居民"有信赖医生"的比例相对较高（分别为 8.2％
和 8.8％）。具体情况详见表 2-3-22。

表2-3-22 农村居民自觉病情一般时选择就医机构的原因

原因	乡镇卫生院/村卫生室		社区卫生服务中心/站		二级医院		三级医院		私人诊所		药店坐堂医生	
	人次数	占比(%)	人次数	占比(%)	人次数	占比(%)	人次数	占比(%)	人次数	占比(%)	人次数	占比(%)
距离近	162	31.3	12	42.9	104	31.0	3	3/8	194	32.2	73	44.0
价格合理	137	26.4	11	39.3	77	22.9	0	0	163	27.1	60	36.1
技术高	42	8.1	0	0.0	31	9.2	2	2/8	47	7.8	7	4.2
设备好	21	4.1	0	0.0	18	5.4	0	0	24	4.0	0	0.0
药品丰富	6	1.2	0	0.0	4	1.2	2	2/8	9	1.5	6	3.6
态度好	33	6.4	1	3.6	24	7.1	1	1/8	37	6.1	3	1.8
定点单位	14	2.7	0	0.0	13	3.9	0	0	14	2.3	1	0.6
有熟人	54	10.4	4	14.3	30	8.9	0	0	55	9.1	11	6.6
有信赖医生	48	9.3	0	0.0	32	9.5	0	0	57	9.5	3	1.8
其他	1	0.2	0	0.0	3	0.9	0	0	2	0.3	2	1.2

最主要原因	乡镇卫生院/村卫生室		社区卫生服务中心/站		二级医院		三级医院		私人诊所		药店坐堂医生	
	人数	占比(%)	人数	占比(%)	人数	占比(%)	人数	比例	人数	占比(%)	人数	占比(%)
距离近	121	55.3	11	68.8	75	51.7	3	3/5	143	54.8	56	58.9
价格合理	38	17.4	3	18.8	28	19.3	0	0	50	19.2	30	31.6
技术高	18	8.2	0	0.0	13	9.0	0	0	19	7.3	3	3.2
设备好	3	1.4	0	0.0	3	2.1	2	2/5	3	1.1	0	0.0
药品丰富	0	0.0	0	0.0	0	0.0	0	0	0	0.0	0	0.0
态度好	1	0.5	0	0.0	0	0.0	0	0	1	0.4	0	0.0
定点单位	5	2.3	0	0.0	4	2.8	0	0	5	1.9	1	1.1
有熟人	15	6.8	2	12.5	12	8.3	0	0	16	6.1	1	1.1
有信赖医生	18	8.2	0	0.0	9	6.2	0	0	23	8.8	2	2.1
其他	0	0.0	0	0.0	1	0.7	0	0	1	0.4	2	2.1

四、自觉病情严重时的就医选择及原因

(一) 就医选择情况

结果显示，农村居民自觉病情严重时，均选择到医疗机构就医。其中，选择到二级医院、乡镇卫生院/村卫生室和三级医院就医的居民占到绝大多数，共占到 94.2%。具体情况详见表2-3-23、图2-3-6。

表2-3-23　农村居民自觉病情严重时选择的就医机构

就医机构	人数	构成比（%）	排序
乡镇卫生院/村卫生室	132	29.1	2
社区卫生服务中心/站	7	1.5	5
二级医院	208	45.9	1
三级医院	87	19.2	3
私人诊所	12	2.6	4
药店坐堂医生	3	0.7	7
其他医疗机构	4	0.9	6
合计	453	100.0	

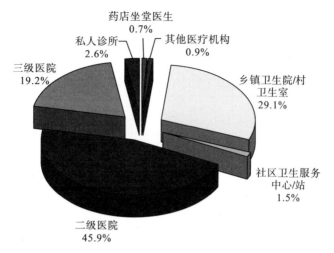

图 2-3-6　农村居民自觉病情严重时选择的就医机构

（二）选择原因

自觉病情严重时，选择到二级医院、三级医院就医的居民因"技术高""设备好"就医的比例较高，因"技术高"就医的比例分别为 38.4%、40.8%，因"设备好"就医的比例分别是 26.8%、29.1%。问及他们选择的最主要原因，选择到二级医院、三级医院就医的居民因"技术高"就医的比例分别达到 70.2% 和 54.5%。具体情况详见表 2-3-24。

表2-3-24 农村居民自觉病情严重时选择就医机构的原因

原因	乡镇卫生院/村卫生室		社区卫生服务中心/站		二级医院		三级医院		私人诊所		药店坐堂医生		其他医疗机构	
	人次数	占比(%)	人次数	占比(%)	人次数	占比(%)	人次数	占比(%)	人次数	占比(%)	人次数	比例	人次数	比例
距离近	63	21.8	3	20.0	51	11.4	11	5.6	5	10.4	2	2/4	2	2/6
价格合理	33	11.4	2	13.3	26	5.8	2	1.0	10	20.8	1	1/4	2	2/6
技术高	80	27.7	5	33.3	172	38.4	80	40.8	6	12.5	1	1/4	2	2/6
设备好	32	11.1	1	6.7	120	26.8	57	29.1	1	2.1	0	0	0	0
药品丰富	9	3.1	0	0.0	19	4.2	19	9.7	2	4.2	0	0	0	0
态度好	14	4.8	1	6.7	10	2.2	4	2.0	5	10.4	0	0	0	0
定点单位	24	8.3	1	6.7	19	4.2	7	3.6	1	2.1	0	0	0	0
有熟人	17	5.9	1	6.7	10	2.2	6	3.1	5	10.4	0	0	0	0
有信赖医生	16	5.5	1	6.7	18	4.0	9	4.6	7	14.6	0	0	0	0
其他	1	0.3	0	0.0	3	0.7	1	0.5	6	12.5	0	0	0	0

续表2-3-24

最主要原因	乡镇卫生院/村卫生室 人数	乡镇卫生院/村卫生室 占比(%)	社区卫生服务中心/站 人数	社区卫生服务中心/站 占比(%)	二级医院 人数	二级医院 占比(%)	三级医院 人数	三级医院 占比(%)	私人诊所 人数	私人诊所 占比(%)	药店坐堂医生 人数	药店坐堂医生 比例	其他医疗机构 人数	其他医疗机构 比例
距离近	41	31.1	1	14.3	23	11.1	6	13.6	2	16.7	2	2/3	2	2/4
价格合理	9	6.8	1	14.3	7	3.4	2	4.5	2	16.7	1	1/3	0	0
技术高	53	40.2	4	57.1	146	70.2	24	54.5	2	16.7	0	0	2	2/4
设备好	5	3.8	0	0.0	9	4.3	1	2.3	0	0.0	0	0	0	0
药品丰富	0	0.0	0	0.0	0	0.0	0	0.0	0	0.0	0	0	0	0
态度好	1	0.8	0	0.0	2	1.0	0	0.0	0	0.0	0	0	0	0
定点单位	13	9.8	0	0.0	8	3.8	2	4.5	0	0.0	0	0	0	0
有熟人	6	4.5	0	0.0	4	1.9	6	13.6	4	33.3	0	0	0	0
有信赖医生	4	3.0	1	14.3	7	3.4	3	6.8	2	16.7	0	0	0	0
其他	0	0.0	0	0.0	2	1.0	0	0.0	0	0.0	0	0	0	0

五、慢性病就医选择情况

（一）慢性病患病情况

调查的 453 名农村居民中，162 人患有经医生确诊的慢性病，慢性病患病率为 35.8％。从疾病系统看，循环系统疾病患病率最高（20.3％），其次为肌肉骨骼系统和结缔组织疾病（7.3％），再次为内分泌和营养代谢性疾病（6.8％），第四、第五分别为呼吸系统疾病、消化系统疾病（分别为 6.2％ 和 5.5％）。具体情况详见表 2-3-25、图 2-3-7。

表 2-3-25　　农村居民慢性病患病的疾病系统情况

疾病系统	患病人数	患病率（％）	排序
精神和行为障碍	4	0.9	7
呼吸系统疾病	28	6.2	4
循环系统疾病	92	20.3	1
消化系统疾病	25	5.5	5
内分泌和营养代谢性疾病	31	6.8	3
泌尿系统疾病	11	2.4	6
肌肉骨骼系统和结缔组织疾病	33	7.3	2
恶性肿瘤	2	0.4	9
其他	3	0.7	8

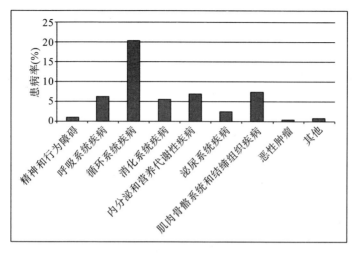

图 2-3-7　农村居民慢性病患病率情况

将所患的慢性病按患病率由高到低排序，其中，排前 5 位的疾病依次为高血压、糖尿病、慢性胃炎、类风湿性关节炎和慢性气管炎/慢性支气管炎。具体情况详见表 2-3-26。

表 2-3-26　农村居民患慢性病前五位病种

顺位	病种	患病人数	患病率（％）
1	高血压	65	14.3
2	糖尿病	23	5.1
3	慢性胃炎	12	2.6
4	类风湿性关节炎	12	2.6
5	慢性气管炎/慢性支气管炎	7	1.5

（二）慢性病就医选择情况

调查显示，选择到二级医院治疗慢性病占比最高，为 34.9％。选择到社区卫生服务站/村卫生室、社区卫生服务中心/乡镇卫生院治疗慢性病的分别占 7.0％和 24.5％。具体情况详见表 2-3-27、

图 2-3-8。

表 2-3-27　农村居民慢性病的就医选择

就医选择	选择人次数	占比（%）	排序
未治疗	7	3.1	7
社区卫生服务站/村卫生室	16	7.0	6
社区卫生服务中心/乡镇卫生院	56	24.5	2
二级医院	80	34.9	1
三级医院	23	10.0	4
私人诊所	19	8.3	5
药店坐堂医生	24	10.5	3
其他	4	1.7	8

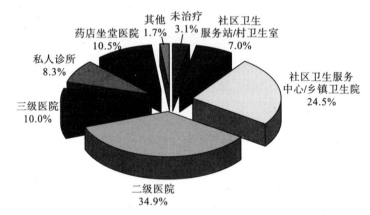

图 2-3-8　农村居民慢性病的就医选择

六、医疗信息收集情况

（一）收集渠道

分析发现，农村居民收集医疗信息的渠道主要为熟人朋友、电视、自身体验。最主要和最可信的信息收集渠道均以熟人朋友和自身体验占较大比例。具体情况详见表2-3-28。

表2-3-28　农村居民医疗信息的收集渠道

渠道	人次数	构成比（%）	最主要渠道	人数	构成比（%）	最可信渠道	人数	构成比（%）
电视	123	17.8	电视	55	13.0	电视	31	7.3
网络	54	7.8	网络	17	4.0	网络	8	1.9
报纸、杂志、书籍	29	4.2	报纸、杂志、书籍	2	0.5	报纸、杂志、书籍	5	1.2
广播	16	2.3	广播	0	0.0	广播	0	0.0
宣传墙报折页	22	3.2	宣传墙报折页	2	0.5	宣传墙报折页	6	1.4
熟人朋友	334	48.3	熟人朋友	259	61.2	熟人朋友	273	64.5
病友	2	0.3	病友	2	0.5	病友	6	1.4
自身体验	94	13.6	自身体验	72	17.0	自身体验	78	18.4
其他	17	2.5	其他	14	3.3	其他	16	3.8

（二）关注的信息内容

调查显示，农村居民关注的医疗信息内容以医院口碑、医务人员信息和花费水平为主。最关注的信息内容同上。具体情况详见表2-3-29。

表2-3-29　农村居民关注的医疗信息

关注的信息内容	人次数	构成比（%）	最关注的信息内容	人数	构成比（%）
医院口碑	229	21.8	医院口碑	97	22.9
医务人员信息	232	22.1	医务人员信息	138	32.6
花费水平	299	28.4	花费水平	120	28.4
距离远近	111	10.6	距离远近	15	3.5

关注的信息内容	人次数	构成比（%）	最关注的信息内容	人数	构成比（%）
诊疗服务	66	6.3	诊疗服务	13	3.1
候诊便捷程度	75	7.1	候诊便捷程度	9	2.1
其他	39	3.7	其他	31	7.3

（三）他人信息对就医选择的影响

在选择就医机构时，农村居民中会考虑他人意见的比例为46.0%。其中，考虑最多的是家人的意见（43.0%），第二是亲戚朋友（28.1%），第三为医生/护士（13.8%）。他们认为最可信的人群主要是家人和医生/护士。具体情况详见表2-3-30。

表2-3-30　他人信息对农村居民就医选择的影响情况

考虑哪些人的意见	人次数	构成比（%）	认为最可信的人	人数	构成比（%）
家人	202	43.0	家人	57	57
亲戚朋友	132	28.1	亲戚朋友	4	4
医生/护士	65	13.8	医生/护士	14	14
病友	11	2.3	病友	1	1
邻居	42	8.9	邻居	0	0
同事	17	3.6	同事	0	0
其他	1	0.2	其他	0	0

第三节　本章小结

第一，在城市居民中，最近一次就医时自觉病情轻或一般的比例为66.6%，选择基层医疗机构就医的比例仅为13.9%。在农村地区的居民中，最近一次就医时自觉病情轻或一般的比例为76.4%，选择乡镇卫生院/村卫生室的比例为27.2%，选择社区卫生服务中心/站就医的比例仅为2.9%。

居民选择不同医疗机构的最主要原因：选择三级医院的最主要原因是医疗技术水平高，选择二级医院的最主要原因是医疗技术水平高和医保定点单位，选择基层医疗机构的最主要原因是距离近，选择私人诊所的最主要原因是有信赖的医生和距离近。

第二，自觉病情一般时：城市地区居民选择基层医疗机构就医的比例为18.5%；农村地区居民中，选择社区卫生服务中心/站就医的比例为3.5%，选择乡镇卫生院/村卫生室村卫生室就医的比例为20.1%。

第三，自觉病情严重时，城市地区居民选择三级医院就医的比例为64.0%，农村地区居民选择二级医院的比例为45.9%。

第四，选择就医机构时，受医疗保险报销比例影响的居民，在城市和农村地区的比例分别为36.0%和41.9%。

第五，慢性病治疗机构的选择：城市地区居民中，选择基层医疗机构治疗慢性病的比例为13.7%，选择三级医院的比例高达50.4%；农村地区居民中，选择二级医院治疗慢性病的比例为43.7%，选择乡镇卫生院/村卫生室、社区卫生服务中心/站治疗慢性病者分别占8.7%和5.5%。

第六，居民医疗信息的最主要收集渠道是熟人朋友和自身体验。在城市地区的居民中，这两种渠道的比例分别为48.3%和25.3%；在农村地区的居民中，该比例分别为61.2%和17.0%。居民对从这两种渠道得到的医疗信息也更为信任。居民关注的医疗信息内容主要是医疗机构的口碑、医务人员信息和花费水平。

在城市、农村地区的居民中，有相当一部分选择医疗机构时会受到他人影响，其比例分别为54.2%和45.9%。其中，受家人影响的比例最高，分别为 89.2％和 88.0％。家人是城市和农村地区的居民最信任的人群，城市和农村地区居民中觉得家人的信息最可信的比例分别为 74.3％和 72.1％。

第四章　深入访谈记录结果

第一节　患者访谈记录

Q1. 您这次看病选择这家医疗机构的原因是什么？（原因及最主要的原因）

（1）接受访谈的4名省部级医疗机构患者中：3人的选择原因是医院的口碑，相信医院的技术水平到此就医；1人是因为自觉病情严重，就近选择"大医院"就医。

（2）接受访谈的2名三级医院患者中：1人是因为有并发症，由某专科医院转诊而来；1人是因为距离近而到三级医院就医。

（3）城区二级医院患者的选择原因是距离近、医务人员态度好、有床位住院，最主要原因是有空闲床位住院，能多报销医疗费用。接受访谈的4名县级医院的患者提到的原因有距离近、价格合理、有信赖的医生。他们选择医疗机构的最主要原因：3人是因为距离近，1人是因为价格合理。

（4）城区社区卫生服务机构的两名患者均是就近就医。县城社区卫生服务机构患者的选择原因是距离近、价格合理、服务态度好，最主要原因是距离近。

（5）市区私人诊所患者的选择原因是有信赖的医生和价格合理，最主要原因是有信赖的医生。县城私人诊所患者的选择原因是距离近、治疗过程便捷、有信赖的医生，最主要原因是诊疗过程便捷。

（6）接受访谈的 4 名乡镇卫生院患者的选择原因是距离近和有信赖的医生，他们均表示最主要原因是距离近。

（7）村卫生室患者的选择原因是距离近和自觉病情轻，最主要原因是距离近。

Q2. 如果您感觉病情一般，通常会选择哪种医疗机构？为什么？如果您感觉病情严重，通常会选择哪种医疗机构？为什么？

接受访谈的 22 名患者中，自觉病情一般时，3 人选择不治疗，4 人选择自我治疗，另外 15 人选择的就医机构：2 人选择村卫生室，4 人选择乡镇卫生院，2 人选择社区卫生服务站，1 人选择社区卫生服务中心，4 人选择私人诊所，2 人选择二级医院。自觉病情严重时，22 名患者中，7 人选择到县医院就医，其他15 人选择到三级医院就医。

根据患者自身情况和其做出选择的原因，对他们的观点进行总结和归纳。

1. 自觉病情一般时

（1）自觉病情一般的时候多选择不就医的患者有三类：①平时较少生病；②年纪不大且自觉身体素质较好；③经济状况不好。

（2）年纪较大或有就医经历的患者到私人诊所、基层医疗机构就医较多，主要考虑原因为距离近和花费少。

（3）两个特例：自觉病情一般时也有到三级医院就医的患者。一人是自觉有经济条件和时间花费在三级医院就医的过程中；一人是因为病情特殊，认为病情随时可能恶化，"是由病人本身心脏病病情决定的，怕病情突然恶化，社区医院也不敢收治"。两者都是以治疗效果为首要考量因素，不同的是前者是由于自身条件允许主动做出的选择，后者是病情特殊被迫做出的选择。

2. 自觉病情严重时

（1）自觉病情严重时，不同地区患者的选择顺序不同。乡镇的患者选择先到卫生院，治疗效果不好再到县城二级医院；或先到县城二级医院，治疗效果不佳再到三级医院。各地区都有患者选择直接到三级医院就医。

（2）患者对"大医院"的定位不同。自觉病情严重时，患者普遍认为要到"大医院"就医。但城区的患者特指华西医院、省医院等特大型三甲医院；县城的患者有的与城区患者持相同看法，有的则认为市区一般的三级医院即是"大医院"；乡镇的患者有的认为三级医院是"大医院"，有的认为区医院这一级的二级医院也可算作"大医院"。

需要注意的是，本次访谈对象的选取范围是成都市，医疗资源集中，交通便捷，如在其他市州访谈，患者对"大医院"的定位可能不同。

（3）自觉病情严重时，患者的主要选择原因是技术高和设备好，即医疗技术水平高、检查设备齐全。对于这些原因，患者有两种观念：一是病情严重时，以治愈疾病为首要目标，可以不计经济和时间的代价，"相信大医院医生的技术水平，觉得为了治好疾病，花费高、候诊久都是可以接受的"；二是"设备齐全做全面的检查，找准病因""技术水平高可以有效地治疗疾病。这样能够不花冤枉钱"。

（4）两个特例：一患者表示"给小孩看病会首先考虑到好一点的机构去看"，本人自觉病情严重时选择先到区人民医院就医。另一患者选择区二级医院是因为自觉病情迁延不愈，无法根治，"对治疗期望不高，能缓解病情就可以了，相对于去三级医院也节省花费"。

Q3. 平时，您通过哪些渠道获取与医疗机构相关的信息？获取哪方面的信息？您认为这些渠道和信息的可信程度怎样？

（1）患者了解医疗机构相关信息的主要渠道为熟人朋友（15/22）、自身体验（11/22）。年纪轻的患者均会利用网络收集医疗机构信息。

（2）了解的信息类型主要为医疗技术水平、医务人员信息、医疗机构口碑。了解信息的可靠程度与信息渠道有关：

患者认为自身就医体验最为可靠，"只有经过医生治病才知道医生的技术"。对于熟人朋友的口口相传，患者有的觉得可靠，有的半信半疑，有的表示"有就医经历的朋友的信息比较可靠"。

对于所有群体的患者，不论是自身还是他人的就医体验都有很高的可信度。其他渠道有各自针对的人群范围，如网络为年纪不大的人利用较多，病友间传递信息在慢性病患者的叙述中有体现。

有两名患者提到网络，觉得"网络上其他人的评价较为可靠，因为大部分人不会无缘无故地去攻击你这个医院的""比较相信医疗机构官网的信息，一是方便，二是更新快"。

患者对于电视、广播、报纸杂志上的信息持不信任态度的较多，认为做广告的医疗机构都以赚钱为目的，"有时候言过其实"；更有甚者，认为"打广告的都是骗人的"。电视、广播、报纸杂志上的过度宣传使患者认为这几类媒体的宣传在社会上评价较低，似乎负面效果比正面效果更大，觉得"医院不打广告可能还好"。

Q4. 您自己（或为家人）选择看病机构的时候是否会受到当家人的影响？是否还受到其他人的影响？

患者选择医疗机构时是否受他人影响，与患者的年龄等人口学特征、自觉病情严重程度和家庭地位有关。分情况归纳分析如下。

（1）病情一般时，无论患者本人是否是当家人，较倾向于自已做决定，"病情一般时都是自己决定，其他成员病情一般时不会干预他们的就医选择"。

（2）病情严重时，患者倾向于和家庭成员共同商量后做出决定，非当家人的患者要听取当家人的意见。某患者的看法有一定代表性，他认为"病情严重时要听当家人的，因为涉及金钱等方面，不是一个人的事情""考虑经济因素、家庭成员照料等问题，大家交换意见后做出选择"。

（3）年轻人会受重视。某患者认为，"如果病情严重的是年轻人，家里会考虑送到好一点的医院"。另一患者认为，"当家人希望（年轻人）把疾病治疗好，所以会要求去当家人信得过的医院就医"。

（4）患者考虑意见的来源主要有家人、亲戚朋友、医务人员。

Q5. **您对基层医疗机构有什么看法**？

患者的共识：基层医疗机构覆盖面较广，患者就医距离近，就医流程简单，"不用挂号、排队，价格合理，输液效果也可以""医务人员态度好"。

（1）有一部分患者认为基层医疗机构"治疗一些一般疾病是可以的"。另一部分患者则不认可基层医疗机构的技术水平，且"有些药拿不到，设备也跟不上""技术不高，药物不齐，只能看小毛病"。

（2）某患者觉得基层医疗机构没有技术上的保障，"一旦出了医疗事故没人管，不能放心地就医"。

（3）对全科医生有误解，认为全科医生"全而不专，对有的病合适，有些不合适"。

Q6. **如果要吸引更多居民看病首先到基层医院，您认为目前还应该在哪些方面加强改进**？

（1）提高基层医疗机构的技术水平，主要是治疗一般疾病的能力。"最好有针对性地提高某些特殊人群的常见疾病，比如老年人疾病这方面，能做到药到病除。"

（2）加大投入，改善环境、设施，使机构更加规范，提升患者对机构的认可程度。

（3）提高诊疗水平，配备齐全的检查设备，"（基层医疗机构）相对于大医院降低了检查费用，也会增强对居民的吸引力"。

（4）丰富药物种类，"现有的药物种类太少，不能满足患者的需求，而且疗效不好"。

（5）加强宣传。一是宣传与就医相关的政策，如居民可以利用的服务类型、医保报销政策等；二是宣传健康知识，"居民了解疾病以后才会有正确的期望"；三是对机构自身的宣传，"让居民了解到基层医疗机构与其前身的不同，有哪些改进，这样有助于改善形象"。

（6）医保报销政策的改变，"一般老百姓会受到医保政策的影响""基层如果能多报销或异地报销，肯定能吸引较多非本市户口的患者去就医"。

（7）与上级医院合作，"大医院可以定期派人到社区坐诊，缓解大医院人满为患的紧张情况"。

（8）"基层医疗机构具有距离和价格上的优势，服务态度也比较好，如果能配齐检查设备、药品，在治疗一般疾病上效果好，居民就能节约医疗花费，肯定会考虑到花费少又有效果的机构就医。"且"提高一般疾病的治疗技术有助于好口碑的形成，让更多的居民享受到基层医疗机构的服务，形成一个良性循环"。

第二节　社区居民访谈记录

Q1. 您最近一次看病选择了哪种医疗机构？选它的原因是什么？

我们共访谈了 6 名社区居民。2 名城市居民中，1 人最近一次是到三级医院就医，1 人到私人诊所就医。1 名县城居民选择到县医院就医。3 名农村地区居民中，2 人最近一次是到乡镇卫生院就医，1 人到私人诊所就医。

（1）城市居民选择三级医院是觉得其技术高、设备好，能全面检查。而到私人诊所就医的居民是因为自觉病情轻，就近治疗。

（2）县城居民选择县医院是因为觉得县医院技术高、设备好。

（3）2 名农村居民选择乡镇卫生院最主要是因为距离近，以及"比起其他的私人诊所要正规些，安全性和治疗效果都更好"。1 名农村居民选择私人诊所是因为距离近。

Q2. 如果您感觉病情一般，通常会选择哪种医疗机构？为什么？如果您感觉病情严重，通常会选择哪种医疗机构？为什么？

6 名社区居民中，自觉病情一般时，1 人选择不治疗，2 人选择自我治疗，1 人选择到乡镇卫生院，2 人选择到私人诊所。自觉病情严重时，1 人选择去县医院就医，5 人选择三级医院。

1. 病情一般时

（1）自觉病情一般时：年纪不大的居民倾向于自我治疗，"身体条件好，吃药有副作用。一般小病，比如感冒会抗过去"；年纪稍大的居民倾向到私人诊所治疗，觉得与到基层医疗机构就医效果差别不大，"就这些小伤小病，去哪里看差别不大"。

（2）对医保政策有一定的了解，"大医院要过了门槛费才能报销，小病去大医院拿药太浪费钱"。

2. 病情严重时

（1）居民普遍觉得应到三甲医院就医，因为"口碑好，信得过""医疗技术水平高，肯定比较权威一些""药品更齐全"。有人认为"病情重的时候，钱就不那么重要了，肯定是以病情为重"。

（2）也有县城的居民选择到县级二级医院，因为"现在医保报销的都差不多，就近治疗；去大医院的话人太多了，花钱多，而且挂号都难，看病等候时间太久"。

Q3. 平时，您通过哪些渠道获取与医疗机构相关的信息？获取哪方面的信息？您认为这些渠道和信息的可信程度怎样？

居民获取信息的渠道均提及了熟人朋友，觉得有就医经历的人的信息较为可信，因为"了解到的都是已经发生的事""一般不太相信电视、报纸上面的广告，都是假的，不可信"。

居民获取信息最主要的内容是医疗机构技术水平和医务人员信息。

Q4. 您自己（或为家人）选择看病机构的时候是否会受到当家人的影响？是否还受到其他人的影响？

6名居民中，3人表示会受家里人的影响，另外3人选择就医机构都是自己做决定，但是会考虑朋友、病友或熟人的意见。

（1）自身不是当家人的居民会受当家人的影响。"大的疾病还是要听听家人的意见，毕竟父母的经历要多些，经验丰富些，掌握的信息也多些。"居民会考虑与医疗机构有关的人的信息，因为觉得他们的信息较为可靠，如医务人员、有就医体验的朋友、病友等。

（2）1名城市居民选择就医机构参考了经治医生的意见。"医生说华西和陆军医院都可以治，但是华西人多，说去陆军医院比较好""说是成都363医院有专门治疗肿瘤的伽马刀"。同时由于住院需要家人照顾，也参考了子女的意见"医院离女婿家比较近"。可以认为病情严重时，出于治疗效果、花费水平、家庭照料等方面的考虑，患者一般会考虑多方意见。

Q5. 您对基层医疗机构有什么看法？

（1）居民均对基层医疗机构可以解决小病有共识，"一般的病都可以在基层医疗机构解决"。其认为服务态度是影响居民看法的重要因素,"主要还是看医生和患者的关系,信得过就来,信不过以后就不来了"。

（2）有 2 名居民提到基层医疗机构问题较多的是药品种类较少,"药品不够全,用到的许多慢性病用药开不出来"。

Q6. 如果要吸引更多居民看病首先到基层医院,您认为目前还应该在哪些方面加强改进?

（1）提高基层医疗机构的医疗技术水平,配齐检查设备,提高检查准确性:"下来院子给老人测血压的时候两个人测出来不一样""给人体检说可能有肺气肿,去了大医院一检查又没得"。

（2）丰富药品种类:"我吃的药,好多社保是不报销的,社区也没有,开不出来"。

（3）加强宣传,让不同的群体了解到他们可以享受到的服务:"不知道有高血压和糖尿病的特殊门诊"。

（4）对特殊人群,比如老年人和慢性病、重病患者予以更多照顾。

（5）居民病情严重的时候,能提供负责任的解决办法,给出有效的转诊途径,"转到上面的医院,不要没钱就不给看病"。

第三部分 卫生服务供方调查

第一章 数据分析结果

第一节 四川省常住人口情况

表 3-1-1　2006—2012 年四川省常住人口数（万人）

	2006 年	2007 年	2008 年	2009 年	2010 年	2011 年	2012 年
常住人口	8169	8127	8138	8185	8042	8050	8076.2
非农业人口	2070.8	2140	2203.4	2286.3	2355.2	2462.7	2512
农业人口	6654.7	6675.2	6704.4	6698.4	6646.1	6595.7	6585.4

表 3-1-2　2006—2012 年四川省常住人口数环比增长率（%）

	2006 年	2007 年	2008 年	2009 年	2010 年	2011 年	2012 年
常住人口	—	−0.51	0.14	0.58	−1.75	0.10	0.33
非农业人口	—	3.34	2.96	3.76	3.01	4.56	2.00
农业人口	—	0.31	0.44	−0.09	−0.78	−0.76	−0.16

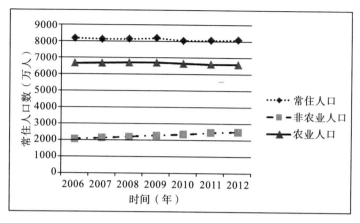

图 3-1-1 2006—2012 年四川省常住人口数

由表 3-1-1、表 3-1-2、图 3-1-1 可见，2006—2012 年四川省常住人口总数基本保持稳定，维持在 8100 万左右；2006—2012 年四川省非农业人口数在不断增加，截至 2012 年，共有 2512 万人；农业人口数量在 2007 年和 2008 年有所增长，随后逐年下降，截至 2012 年，共有 6585.4 万人。

第二节　四川省各类医疗卫生机构服务量情况

一、总诊疗人次数

（一）省部级医院

表 3-1-3　2006-2012 年四川大学华西医院与

四川省人民医院总诊疗人次数

医院	2006 年	2007 年	2008 年	2009 年	2010 年	2011 年	2012 年
四川大学华西医院	2174122	2354354	2556841	2784924	3158079	3554895	3875049

医院	2006 年	2007 年	2008 年	2009 年	2010 年	2011 年	2012 年
四川省人民医院	1256019	1639961	2273836	2386035	2605173	3197384	3515790
合计	3430141	3994315	4830677	5170959	5763252	6752279	7390839

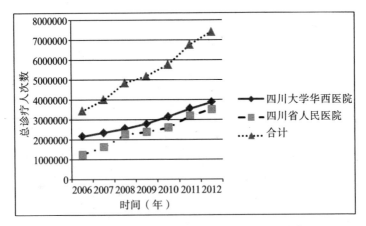

图 3-1-2 2006—2012 年四川大学华西医院与
四川省人民医院总诊疗人次数

表 3-1-4 2007—2012 年四川大学华西医院与四川省人民医院
总诊疗人次数环比增长率（%）

医院	2007 年	2008 年	2009 年	2010 年	2011 年	2012 年
四川大学华西医院	8.29	8.6	8.92	13.4	12.57	9.01
四川省人民医院	30.57	38.65	4.93	9.18	22.73	9.96
合计	16.45	20.94	7.04	11.45	17.16	9.46

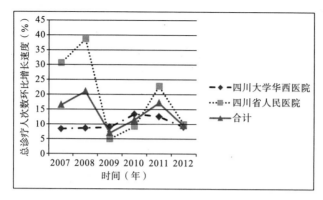

图 3-1-3 2007—2012 年四川大学华西医院与
四川省人民医院总诊疗人次数环比增长率（％）

表 3-1-5 2006—2012 年四川大学华西医院与
四川省人民医院总诊疗人次数占城市地区比重（％）

医院	2006 年	2007 年	2008 年	2009 年	2010 年	2011 年	2012 年
四川大学华西医院	1.92	2.1	2.22	2.17	2.36	2.38	2.37
四川省人民医院	1.11	1.47	1.97	1.86	1.95	2.14	2.15
合计	3.03	3.57	4.19	4.03	4.31	4.52	4.51

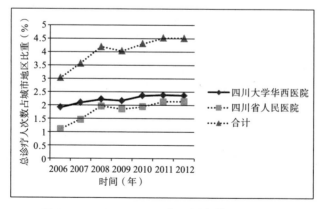

图 3-1-4 2006—2012 年四川大学华西医院与
四川省人民医院总诊疗人次数占城市地区比重（％）

由图 3-1-2、图 3-1-3 可见，2006—2012 年四川大学华西医院、四川省人民医院总诊疗人次数及两家医院的合计均呈现不断增长的趋势；由图 3-1-4 可见，两家医院总诊疗人次数占城市地区的比重也基本呈现出增长趋势。

（二）城市地区医疗卫生机构

表 3-1-6　2006—2012 年城市地区各类医疗卫生机构总诊疗人次数

医疗卫生机构	2006 年	2007 年	2008 年	2009 年	2010 年	2011 年	2012 年
三级医院	14296927	16276389	17383059	21093695	23363571	27866357	35947650
二级医院	11218708	13404445	14399883	15351915	14650359	15830016	15927305
社区卫生服务中心	2002742	3016251	4416756	5691665	7393714	8461840	10970050
社区卫生服务站	1103832	1702578	2057262	2530754	2543242	2719675	2866349
门诊部	1121003	885776	785543	741286	735704	1043880	1258700
诊所（医务室）	32476602	24356654	22014156	23965820	24357489	25760559	25194850

注：该表中的三级医院不包括四川大学华西医院和四川省人民医院。

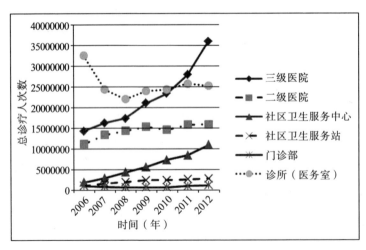

图 3-1-5　2006—2012 年城市地区各类医疗卫生机构总诊疗人次数

表 3-1-7 2007—2012 年城市地区各类医疗卫生机构
总诊疗人次数环比增长率（％）

医疗卫生机构	2007 年	2008 年	2009 年	2010 年	2011 年	2012 年
三级医院	13.85	6.8	21.35	10.76	19.27	29
二级医院	19.48	7.43	6.61	—4.57	8.05	0.61
社区卫生服务中心	50.61	46.43	28.87	29.9	14.45	29.64
社区卫生服务站	54.24	20.83	23.02	0.49	6.94	5.39
门诊部	—20.98	—11.32	—5.63	—0.75	41.89	20.58
诊所（医务室）	—25	—9.62	8.87	1.63	5.76	—2.2

注：该表中的三级医院不包括四川大学华西医院和四川省人民医院。

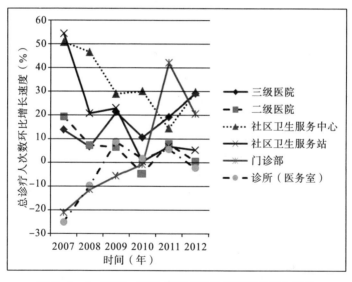

图 3-1-6 2007—2012 年城市地区各类医疗卫生机构
总诊疗人次数环比增长率（％）

表 3-1-8　2006—2012 年城市地区各类医疗卫生机构
总诊疗人次数占城市地区比重（％）

医疗卫生机构	2006 年	2007 年	2008 年	2009 年	2010 年	2011 年	2012 年
三级医院	12.62	14.54	15.07	16.43	17.46	18.66	21.95
二级医院	9.91	11.97	12.48	11.96	10.95	10.6	9.73
社区卫生服务中心	1.77	2.69	3.83	4.43	5.53	5.67	6.7
社区卫生服务站	0.97	1.52	1.78	1.97	1.9	1.82	1.75
门诊部	0.99	0.79	0.68	0.58	0.55	0.7	0.77
诊所（医务室）	28.67	21.76	19.09	18.67	18.21	17.25	15.38

注：该表中的三级医院不包括四川大学华西医院和四川省人民医院。

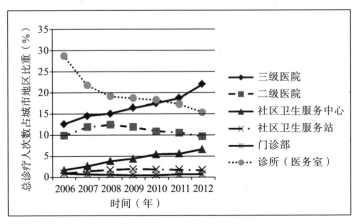

图 3-1-7　2006—2012 年城市地区各类医疗卫生
机构总诊疗人次数占城市地区比重（％）

　　由图 3-1-5、图 3-1-6 可见，2006—2012 年城市地区三级医院、社区卫生服务中心、社区卫生服务站总诊疗人次数均呈现出不断增长的趋势，二级医院除 2010 年有所减少外，其余各年份也均为增长状态，诊所（医务室）和门诊部在 2006—2012年间表现为先下降而后有所回升的趋势。由图 3-1-7 可见，三级医院和社区卫生服务中心的总诊疗人次数占城市地区的比重不断上升，二级医院则表现为先上升后下降的趋势。诊所（医务室）的总诊疗人次数占城市地区的比重不断下降。社区卫生服务站、门诊部的总诊疗人次数占城市地区的比重基本保持稳定。

（三）农村地区医疗卫生机构

表3-1-9　2006—2012年农村地区各类医疗卫生机构总诊疗人次数

医疗卫生机构	2006年	2007年	2008年	2009年	2010年	2011年	2012年
县级医院	25837773	29293798	32249703	35209860	36423623	40259021	46376878
乡镇卫生院	69606096	73020354	76144714	80510722	78230173	78393078	89945511
村卫生室	92571402	107048813	107048813	107048813	107048813	120280038	123926274

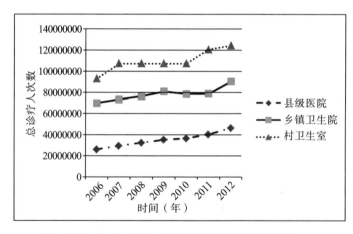

图3-1-8　2006—2012年农村地区各类医疗
卫生机构总诊疗人次数

表 3-1-10　2007—2012 年农村地区各类医疗卫生

机构总诊疗人次数环比增长率（%）

医疗卫生机构	2007 年	2008 年	2009 年	2010 年	2011 年	2012 年
县级医院	13.38	10.09	9.18	3.45	10.53	15.2
乡镇卫生院	4.91	4.28	5.73	—2.83	0.21	14.74
村卫生室	15.64	0	0	0	12.36	3.03

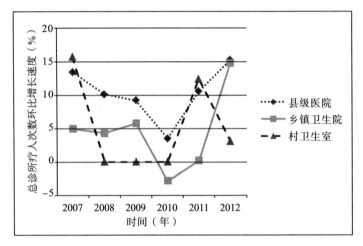

图 3-1-9　2007—2012 年农村地区各类医疗卫生机构

总诊疗人次数环比增长率（%）

表 3-1-11　2006—2012 年农村地区各类医疗卫生机构

总诊疗人次数占农村地区比重（%）

医疗卫生机构	2006 年	2007 年	2008 年	2009 年	2010 年	2011 年	2012 年
县级医院	11.28	11.93	13.21	13.32	13.63	14.06	14.98
乡镇卫生院	30.4	29.73	31.19	30.46	29.28	27.38	29.06
村卫生室	40.43	43.59	43.86	40.5	40.06	42.01	40.04

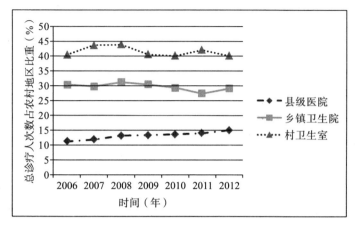

图 3-1-10 2006—2012 年农村地区各类医疗卫生机构
总诊疗人次数占农村地区比重（％）

由图 3-1-8、图 3-1-9 可见，2006—2012 年县级医院和村卫生室的总诊疗人次数基本呈现不断上涨的趋势，乡镇卫生院除 2010 年有所减少外，其余各年份也均呈增加状态。由图 3-1-10 可见，县级医院总诊疗人次数占农村地区的比重不断加大，而乡镇卫生院和村卫生室总诊疗人次数占农村地区的比重呈现出波动下降的趋势。

二、门诊人次数

（一）省部级医院

表 3-1-12 2006—2012 年四川大学华西医院与
四川省人民医院门诊人次数

医院	2006 年	2007 年	2008 年	2009 年	2010 年	2011 年	2012 年
四川大学华西医院	2042653	2193449	2378170	2574353	2994701	3417379	3727847
四川省人民医院	969359	1495512	1956580	2217610	2425108	2991874	3272956
合计	3012012	3688961	4334750	4791963	5419809	6409253	7000803

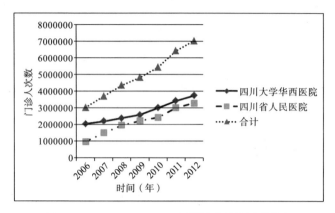

图 3-1-11　2006—2012 年四川大学华西医院与

四川省人民医院门诊人次数

表 3-1-13　2007—2012 年四川大学华西医院与四川省人民医院

门诊人次数环比增长率（%）

医院	2007 年	2008 年	2009 年	2010 年	2011 年	2012 年
四川大学华西医院	7.38	8.42	8.25	16.33	14.11	9.08
四川省人民医院	54.28	30.83	13.34	9.36	23.37	9.39
合计	22.47	17.51	10.55	13.1	18.26	9.23

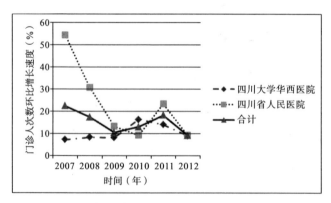

图 3-1-12　2007—2012 年四川大学华西医院与

四川省人民医院门诊人次数环比增长率（%）

表 3-1-14 2006—2012 年四川大学华西医院与四川省人民医院
门诊人次数占城市地区比重（%）

医院	2006 年	2007 年	2008 年	2009 年	2010 年	2011 年	2012 年
四川大学华西医院	3.72	3.61	3.59	3.45	3.81	3.96	3.83
四川省人民医院	1.77	2.46	2.96	2.97	3.09	3.47	3.36
合计	5.49	6.08	6.55	6.42	6.89	7.43	7.19

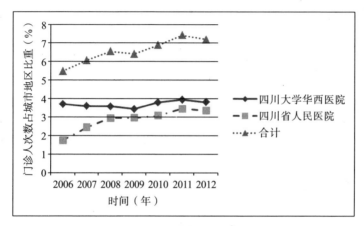

图 3-1-13 2006—2012 年四川大学华西医院与
四川省人民医院门诊人次数占城市地区比重（%）

由图 3-1-11、图 3-1-12 可见，2006—2012 年四川大学
华西医院、四川省人民医院门诊人次数及两家医院的合计均呈现
不断增长的趋势。由图 3-1-13 可见，两家医院门诊人次数占
城市地区的比重也呈现出波动上升的趋势。

（二）城市地区医疗卫生机构

表 3-1-15 2006—2012 年城市地区各类医疗卫生机构门诊人次数

医疗卫生机构	2006 年	2007 年	2008 年	2009 年	2010 年	2011 年	2012 年
三级医院	13091927	14804548	15780360	18948660	21049523	24792933	31870021

续表3-1-15

医疗卫生机构	2006 年	2007 年	2008 年	2009 年	2010 年	2011 年	2012 年
二级医院	10070028	12255807	13100829	13141965	13033110	13949160	13897197
社区卫生服务中心	1758224	2659027	3928203	5034719	6586149	7434445	9482704
社区卫生服务站	—	1383956	1850788	2271249	2284224	2522752	2624894
门诊部	1081687	730866	774086	729313	713748	1015100	—

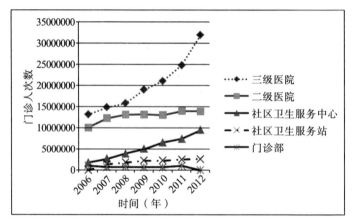

图 3-1-14　2006—2012 年城市地区各类医疗卫生机构门诊人次数

表 3-1-16　2007—2012 年城市地区各类医疗卫生机构

门诊人次数环比增长率（%）

医疗卫生机构	2007 年	2008 年	2009 年	2010 年	2011 年	2012 年
三级医院	13.08	6.59	20.08	11.09	17.78	28.54
二级医院	21.71	6.89	0.31	—0.83	7.03	—0.37
社区卫生服务中心	51.23	47.73	28.17	30.81	12.88	27.55
社区卫生服务站	—	33.73	22.72	0.57	10.44	4.05
门诊部	—32.43	5.91	—5.78	—2.13	42.22	—

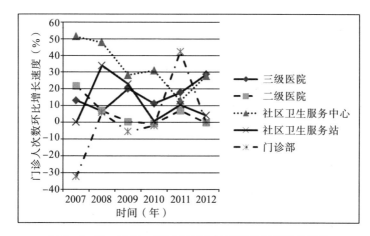

图 3-1-15　2007—2012 年城市地区各类医疗卫生机构
门诊人次数环比增长率（%）

表 3-1-17　2006—2012 年城市地区各类医疗卫生机构
门诊人次数占城市地区比重（%）

医疗卫生机构	2006 年	2007 年	2008 年	2009 年	2010 年	2011 年	2012 年
三级医院	23.87	24.4	23.85	25.37	26.78	28.72	32.73
二级医院	18.36	20.2	19.8	17.6	16.58	16.16	14.27
社区卫生服务中心	3.21	4.38	5.94	6.74	8.38	8.61	9.74
社区卫生服务站	—	2.28	2.8	3.04	2.91	2.92	2.7
门诊部	1.97	1.2	1.17	0.98	0.91	1.18	—

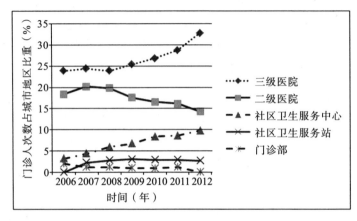

图 3-1-16　2006—2012 年城市地区各类医疗卫生机构
门诊人次数占城市地区比重（％）

由图 3-1-14、图 3-1-15 可见，2006—2012 年城市地区
三级医院、社区卫生服务中心、社区卫生服务站门诊人次数均呈
现出不断增长的趋势，二级医院在 2010 年、2012 年略微有所减
少，但基本呈现出增长趋势。由图 3-1-16 可见，三级医院和
社区卫生服务中心的门诊人次数占城市地区的比重不断上升，二
级医院则表现为先上升后不断下降的趋势。社区卫生服务站门诊
人次数占城市地区的比重则基本保持稳定。门诊部的门诊人次数
占城市地区的比重基本表现为下降态势。

（三）农村地区医疗卫生机构

表 3-1-18　2006—2012 年农村地区各类医疗卫生机构门诊人次数

医疗卫生机构	2006 年	2007 年	2008 年	2009 年	2010 年	2011 年	2012 年
县级医院	23863191	27367733	29877845	32407639	33415486	36758364	42193460
乡镇卫生院	67144877	68137535	71938455	75864024	72950398	73123603	83722115

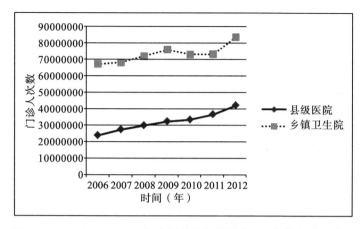

图 3-1-17　2006—2012 年农村地区各类医疗卫生机构门诊人次数

表 3-1-19　2007—2012 年农村地区各类医疗卫生机构

门诊人次数环比增长率（%）

医疗卫生机构	2007 年	2008 年	2009 年	2010 年	2011 年	2012 年
县级医院	14.69	9.17	8.47	3.11	10	14.79
乡镇卫生院	1.48	5.58	5.46	—3.84	0.24	14.49

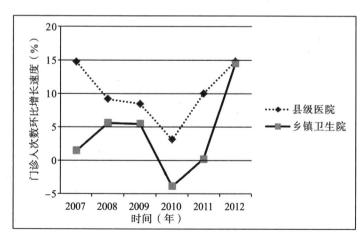

图 3-1-18　2007—2012 年农村地区各类医疗卫生机构

门诊人次数环比增长率（%）

表 3-1-20　2006—2012 年农村地区各类医疗卫生机构
门诊人次数占农村地区比重（%）

医疗卫生机构	2006 年	2007 年	2008 年	2009 年	2010 年	2011 年	2012 年
县级医院	23.47	25.64	26.05	26.23	27.38	28.57	28.77
乡镇卫生院	66.02	63.83	62.73	61.4	59.78	56.83	57.08

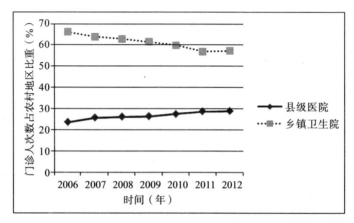

图 3-1-19　2006—2012 年农村地区各类医疗卫生机构
门诊人次数占农村地区比重（%）

由图 3-1-17、图 3-1-18 可见，2006—2012 年县级医院
的门诊人次数呈现不断上涨的趋势，乡镇卫生院除去 2010 年有
所减少外，其余各年份也均为增加状态。由图 3-1-19 可见，
县级医院门诊人次数占农村地区的比重不断加大，而乡镇卫生院
门诊人次数占农村地区的比重呈现出下降的趋势。

三、入院人数

（一）省部级医院

表 3-1-21　2006—2012 年四川大学华西医院与四川省人民医院入院人数

医院	2006 年	2007 年	2008 年	2009 年	2010 年	2011 年	2012 年
四川大学华西医院	84093	107825	122883	142442	158779	163724	160641
四川省人民医院	47625	55481	62585	69414	88979	101545	117410
合计	131718	163306	185468	211856	247758	265269	278051

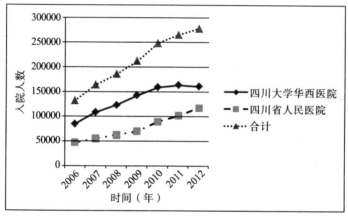

图 3-1-20　2006—2012 年四川大学华西医院与

四川省人民医院入院人数

表 3-1-22　2007—2012 年四川大学华西医院与四川省人民医院

入院人数环比增长率（％）

医院	2007 年	2008 年	2009 年	2010 年	2011 年	2012 年
四川大学华西医院	28.22	13.97	15.92	11.47	3.11	-1.88
四川省人民医院	16.5	12.8	10.91	28.19	14.12	15.62
合计	23.98	13.57	14.23	16.95	7.07	4.82

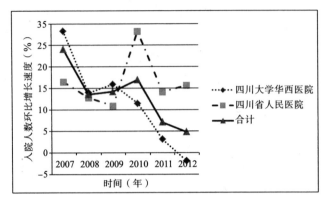

图 3-1-21 2007—2012 年四川大学华西医院与四川省
人民医院入院人数环比增长率（%）

表 3-1-23 2006—2012 年四川大学华西医院与四川省人民医院
入院人数占城市地区比重（%）

医院	2006 年	2007 年	2008 年	2009 年	2010 年	2011 年	2012 年
四川大学华西医院	4.07	4.08	3.88	3.7	3.91	3.72	2.99
四川省人民医院	2.3	2.1	1.98	1.8	2.19	2.31	2.18
合计	6.37	6.19	5.86	5.5	6.11	6.03	5.17

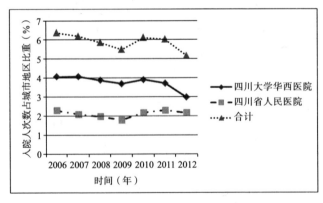

图 3-1-22 2006—2012 年四川大学华西医院与四川省
人民医院入院人数占城市地区比重（%）

由图 3-1-20、图 3-1-21 可见，除 2012 年四川大学华西医院入院人数略有下降外，2006—2012 年四川大学华西医院与四川省人民医院入院人数及两家医院的合计均呈现不断增长的趋势。由图 3-1-22 可见，四川大学华西医院入院人数占城市地区的比重基本呈下降趋势，而四川省人民医院表现为先下降后上升，两家医院的合计呈现出先下降后升高再降低的折线。

（二）城市地区医疗卫生机构

表 3-1-24　2006—2012 年城市地区各类医疗卫生机构入院人数

医疗卫生机构	2006 年	2007 年	2008 年	2009 年	2010 年	2011 年	2012 年
三级医院	614579	744704	835150	1059105	1244312	1522443	1951342
二级医院	518269	661318	755312	790800	852245	895989	1053718
社区卫生服务中心	28068	62667	69721	84326	111052	112423	129936
社区卫生服务站	—	4974	22603	45201	28428	34402	27400
门诊部	4881	397	2614	1340	451	4058	7028

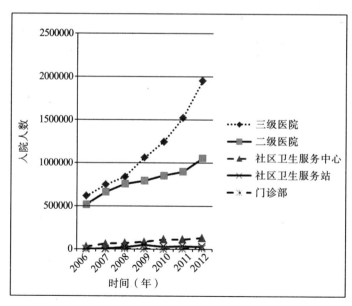

图 3-1-23　2006—2012 年城市地区各类医疗卫生机构入院人数

表 3-1-25　2007—2012 年城市地区各类医疗卫生机构
入院人数环比增长率（％）

医疗卫生机构	2007 年	2008 年	2009 年	2010 年	2011 年	2012 年
三级医院	21.17	12.15	26.82	17.49	22.35	28.17
二级医院	27.6	14.21	4.7	7.77	5.13	17.6
社区卫生服务中心	123.27	11.26	20.95	31.69	1.23	15.58
社区卫生服务站	—	354.42	99.98	−37.11	21.01	−20.35
门诊部	−91.87	558.44	−48.74	−66.34	799.78	73.19

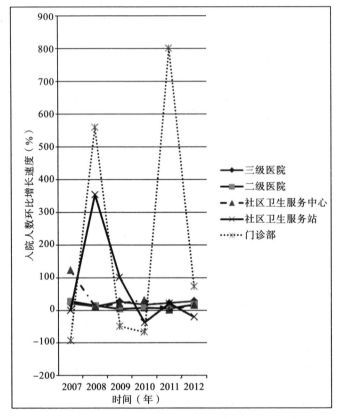

图 3-1-24　2007—2012 年城市地区各类医疗卫生机构
入院人数环比增长率（％）

表 3-1-26 2006—2012 年城市地区各类医疗卫生机构
入院人数占城市地区比重（%）

医疗卫生机构	2006 年	2007 年	2008 年	2009 年	2010 年	2011 年	2012 年
三级医院	29.71	28.21	26.39	27.49	30.66	34.62	36.26
二级医院	25.05	25.05	23.86	20.52	21	20.38	19.58
社区卫生服务中心	1.36	2.37	2.2	2.19	2.74	2.56	2.41
社区卫生服务站	—	0.19	0.71	1.17	0.7	0.78	0.51
门诊部	0.24	0.02	0.08	0.03	0.01	0.09	0.13

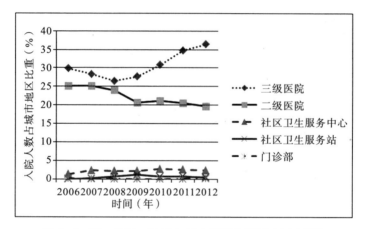

图 3-1-25 2006—2012 年城市地区各类医疗卫生机构
入院人数占城市地区比重（%）

由图 3-1-23、图 3-1-24 可见，2006—2012 年城市地区三级医院、二级医院、社区卫生服务中心的入院人数均呈现出不断增长的趋势。由图 3-1-25 可见，三级医院入院人数占城市地区的比重在 2006—2008 年下降，之后表现出不断上升的趋势，2006—2012 年二级医院入院人数占城市地区的比重则表现出不断下降的趋势，社区卫生服务中心入院人数占城市地区的比重呈现出小幅度上涨的趋势。

（三）农村地区医疗卫生机构

表 3-1-27　2006—2012 年农村地区各类医疗卫生机构入院人数

医疗卫生机构	2006 年	2007 年	2008 年	2009 年	2010 年	2011 年	2012 年
县级医院	1183686	1478364	1715343	2033351	2190184	2544847	3154484
乡镇卫生院	1902411	3050299	3976641	4950670	4414746	4098336	4874332

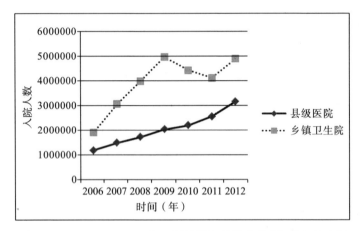

图 3-1-26　2006—2012 年农村地区各类医疗卫生机构入院人数

表 3-1-28　2007—2012 年农村地区各类医疗卫生机构
入院人数环比增长率（%）

医疗卫生机构	2007 年	2008 年	2009 年	2010 年	2011 年	2012 年
县级医院	24.89	16.03	18.54	7.71	16.19	23.96
乡镇卫生院	60.34	30.37	24.49	—10.83	—7.17	18.93

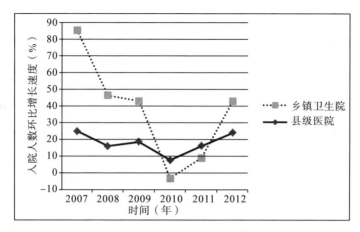

图 3-1-27 2007—2012 年农村地区各类医疗卫生机构入院

人数环比增长率（%）

表 3-1-29 2006—2012 年农村地区各类医疗卫生机构

入院人数占农村地区比重（%）

医疗卫生机构	2006 年	2007 年	2008 年	2009 年	2010 年	2011 年	2012 年
县级医院	33.7	29.42	27.52	26.36	29.33	33.11	33.44
乡镇卫生院	54.16	60.71	63.8	64.19	59.11	53.32	51.67

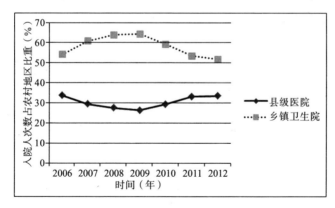

图 3-1-28 2006—2012 年农村地区各类医疗卫生

机构入院人数占农村地区比重（%）

由图 3-1-26、图 3-1-27 可见，2006—2012 年县级医院的入院人数呈现不断上涨的趋势，而乡镇卫生院在 2006—2009 年不断增长，2010 年和 2011 年有所减少后，2012 年基本回到 2009 年的水平。由图 3-1-28 可见，县级医院入院人数占农村地区的比重在 2006—2009 年呈现下降的趋势，之后不断上升，而乡镇卫生院入院人数占农村地区的比重则相反，2006—2009 年呈上升趋势，之后不断下降。

第三节　四川省各类医疗卫生机构门诊/住院病人医药费用情况

一、2006—2012 年全省各类医疗卫生机构门诊病人次均医药费用

（一）省部级医院

表 3-1-30　2006—2012 年四川大学华西医院和

四川省人民医院门诊病人次均医药费（元）

医院	2006 年	2007 年	2008 年	2009 年	2010 年	2011 年	2012 年
四川大学华西医院	127.58	145.20	149.08	160.40	177.80	188.99	206.32
四川省人民医院	185.74	213.09	196.92	239.97	276.85	272.65	308.66

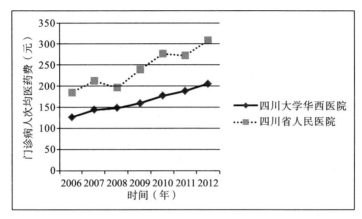

图 3-1-29 2006—2012 年四川大学华西医院和四川省
人民医院门诊病人次均医药费（元）

由图 3-1-29 可见，2006—2012 年四川大学华西医院门诊
病人次均医药费逐年升高，而四川省人民医院则呈现波动上涨的
趋势，并且其门诊病人次均医药费在 2006—2012 年间均高于四
川大学华西医院。

（二）城市地区

表 3-1-31 2006—2012 年城市地区各类医疗卫生机构
门诊病人次均医药费（元）

医疗卫生机构	2006 年	2007 年	2008 年	2009 年	2010 年	2011 年	2012 年
三级医院	115.53	134.31	151.06	164.64	183.64	200.75	213.92
二级医院	74.90	101.99	114.09	121.14	143.04	161.30	164.25
社区卫生服务中心	33.36	57.41	52.08	55.72	67.69	77.19	77.59
社区卫生服务站	—	24.48	24.85	28.31	34.35	32.16	33.65
门诊部	—	50.94	63.51	80.06	119.37	140.47	—

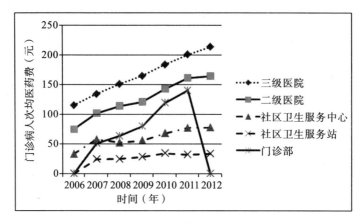

图 3-1-30 2006—2012 年城市地区各类医疗卫生机构
门诊病人次均医药费（元）

由图 3-1-30 可见，2006—2012 年城市地区三级医院、二级医院、门诊部的门诊病人次均医药费逐年升高，而社区卫生服务中心和社区卫生服务站则呈现波动上涨的趋势。在 2006—2012 年间三级医院门诊病人次均医药费最高，二级医院其次，而后是门诊部、社区卫生服务中心、社区卫生服务站。

（三）农村地区

表 3-1-32 2006—2012 年农村地区各类医疗卫生机构
门诊病人次均医药费（元）

医疗卫生机构	2006 年	2007 年	2008 年	2009 年	2010 年	2011 年	2012 年
县级医院	61.71	67.82	74.90	87.45	99.21	111.36	126.11
乡镇卫生院	20.56	26.01	29.37	33.16	35.85	37.29	42.69

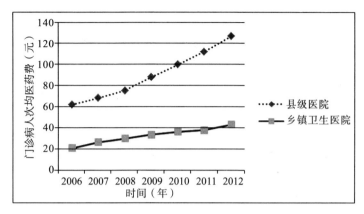

图 3-1-31　2006—2012 **年农村地区各类医疗卫生机构**
门诊病人次均医药费（元）

由图 3-1-31 可见，2006—2012 年农村地区县级医院和乡
镇卫生院的门诊病人次均医药费逐年升高，并且在 2006—2012
年间县级医院门诊病人次均医药费一直高于乡镇卫生院。

二、2006—2012 年全省各类医疗卫生机构出院病人人均医药费用

（一）省部级医院

表 3-1-33　2006—2012 **年四川大学华西医院和四川省**
人民医院出院病人人均医药费（元）

医院	2006 年	2007 年	2008 年	2009 年	2010 年	2011 年	2012 年
四川大学华西医院	12869.53	12171.21	12686.72	13593.40	14994.82	16577.96	18630.14
四川省人民医院	8606.24	10247.24	11218.60	13259.60	13869.14	15293.16	15631.01

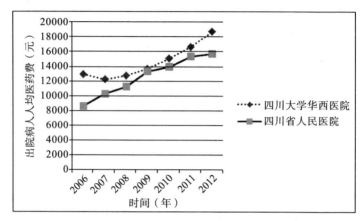

图 3-1-32 2006—2012 年四川大学华西医院和
四川省人民医院出院病人人均医药费（元）

由图 3-1-32 可见，除 2007 年四川大学华西医院出院病人
人均医药费略有降低外，2006—2012 年四川大学华西医院和四
川省人民医院出院病人人均医药费不断升高，并且四川大学华西
医院出院病人人均医药费在 2006—2012 年间均高于四川省人民
医院。

（二）城市地区

表 3-1-34 2006—2012 年城市地区各类医疗卫生机构
出院病人人均医药费（元）

医疗卫生机构	2006 年	2007 年	2008 年	2009 年	2010 年	2011 年	2012 年
三级医院	4765.53	5578.02	6405.55	7022.37	7801.30	8607.27	9440.41
二级医院	2653.40	3689.83	4196.82	4558.47	4960.64	5181.45	5597.50
社区卫生服务中心	1275.08	1231.58	1553.24	1950.12	2237.92	2409.08	2503.47
社区卫生服务站	—	2314.62	825.00	658.41	1348.19	1119.60	1434.54
门诊部	211.87	1700.79	657.25	1110.19	598.67	646.03	—

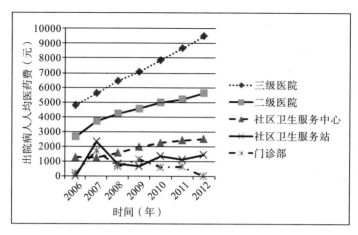

**图 3-1-33　2006—2012 年城市地区各类医疗卫生机构
出院病人人均医药费（元）**

由图 3-1-33 可见，2006—2012 年城市地区三级医院、二级医院、社区卫生服务中心的出院病人人均医药费逐年升高，而门诊部和社区卫生服务站则呈现出不断波动的趋势。在 2006—2012 年间三级医院出院病人人均医药费最高，二级医院其次。

（三）农村地区

**表 3-1-35　2006—2012 年农村地区各类医疗卫生机构
出院病人人均医药费（元）**

医疗卫生机构	2006 年	2007 年	2008 年	2009 年	2010 年	2011 年	2012 年
县级医院	2192.85	2411.04	2739.42	3052.13	3402.24	3914.86	4362.08
乡镇卫生院	452.12	554.23	656.10	742.35	873.83	931.95	1079.38

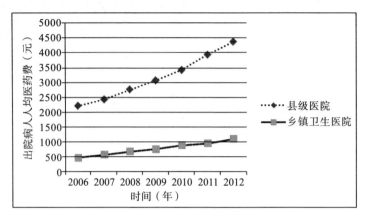

**图3—1—34 2006—2012年农村地区各类医疗卫生机构
出院病人人均医药费（元）**

由图3—1—34可见，2006—2012年农村地区县级医院和乡
镇卫生院的出院病人人均医药费逐年升高，并且在2006—2012
年间县级医院出院病人人均医药费一直高于乡镇卫生院。

第四节 四川省各类医疗卫生机构
住院患者疾病前十位分布

一、省部级医院住院患者疾病前十位分布

**表3—1—36 2010—2012年四川大学华西医院
住院患者疾病前十位分布**

顺位	2010			2011			2012		
	病名	人次数	百分比（%）	病名	人次数	百分比（%）	病名	人次数	百分比（%）
1	其他接受医疗服务	6568	4.26	其他接受医疗服务	9011	5.53	其他接受医疗服务	19789	12.31
2	气管、支气管、肺恶性肿瘤	6084	3.94	气管、支气管、肺恶性肿瘤	4966	3.05	胆石病和胆囊炎	4425	2.75

顺位	2010			2011			2012		
	病名	人次数	百分比(%)	病名	人次数	百分比(%)	病名	人次数	百分比(%)
3	乳房恶性肿瘤	5443	3.53	胆石病和胆囊炎	4197	2.57	老年性白内障	3098	1.93
4	胆石病和胆囊炎	3264	2.12	乳房恶性肿瘤	4163	2.55	慢性肾衰竭	3068	1.91
5	慢性下呼吸道疾病	2318	1.50	慢性肾衰竭	2582	1.58	腹股沟疝	2485	1.55
6	直肠和肛门恶性肿瘤	2195	1.42	老年性白内障	2406	1.48	气管、支气管、肺恶性肿瘤	2416	1.50
7	脑梗死	2057	1.33	腹股沟疝	2253	1.38	肝和肝内胆管恶性肿瘤	2335	1.45
8	缺血性心脏病	2051	1.33	慢性下呼吸道疾病	2248	1.38	慢性下呼吸道疾病	2184	1.36
9	胃恶性肿瘤	2033	1.32	肝和肝内胆管恶性肿瘤	2211	1.36	脑梗死	1816	1.13
10	肝和肝内胆管恶性肿瘤	2005	1.30	脑梗死	2038	1.25	系统性红斑狼疮	1717	1.07

注：百分比（％）表示因该病住院的人次数占全部就诊疾病住院人次总数的比重。

表3-1-37 2010—2012年四川省人民医院住院患者疾病前十位分布

顺位	2010			2011			2012		
	病名	人次数	百分比(%)	病名	人次数	百分比(%)	病名	人次数	百分比(%)
1	肺炎	2708	3.59	其他接受医疗服务	3934	4.21	其他接受医疗服务	2314	5.71
2	胆石病和胆囊炎	2664	3.54	肺炎	3549	3.80	胆石病和胆囊炎	1570	3.87
3	其他接受医疗服务	2497	3.31	胆石病和胆囊炎	3457	3.70	肺炎	1122	2.77

顺位	2010			2011			2012		
	病名	人次数	百分比(%)	病名	人次数	百分比(%)	病名	人次数	百分比(%)
4	老年性白内障	1907	2.53	糖尿病	1623	1.74	糖尿病	787	1.94
5	糖尿病	1308	1.74	高血压	1538	1.65	老年性白内障	732	1.81
6	高血压	1284	1.70	慢性肾衰竭	1524	1.63	慢性下呼吸道疾病	644	1.59
7	急性支气管炎	1223	1.62	老年性白内障	1521	1.63	高血压	627	1.55
8	慢性下呼吸道疾病	1129	1.50	慢性下呼吸道疾病	1435	1.54	急性阑尾炎	549	1.35
9	脑梗死	1066	1.41	急性阑尾炎	1419	1.52	慢性肾衰竭	532	1.31
10	慢性肾衰竭	1048	1.39	急性支气管炎	1343	1.44	脑梗死	530	1.31

注：百分比（％）表示因该病住院的人次数占全部就诊疾病住院人次总数的比重。

由表3-1-36可见，在2010—2012年四川大学华西医院住院患者疾病前十位分布中，主要是恶性肿瘤和心脑血管疾病，同时慢性下呼吸道疾病、胆石病和胆囊炎也位列其中。由表3-1-37可见，在2010—2012年四川省人民医院住院患者疾病前十位分布中，主要是常见病和多发病，如糖尿病和高血压均位列其中，并占据了一定的比例，两病种占全部就诊疾病住院人次总数的比重为3.5％左右。

二、三级医院住院患者疾病前十位分布

2010—2012年三级综合医院、三级中医医院及全省三级医院住院患者疾病前十位分布分别见表3-1-38、表3-1-39、表3-1-40。

表 3-1-38 2010—2012 年城市地区三级综合医院

住院患者疾病前十位分布

顺位	2010			2011			2012		
	病名	人次数	百分比(%)	病名	人次数	百分比(%)	病名	人次数	百分比(%)
1	其他接受医疗服务	45443	4.15	其他接受医疗服务	53310	4.58	其他接受医疗服务	46211	5.02
2	肺炎	34790	3.17	肺炎	35843	3.08	慢性下呼吸道疾病	34311	3.73
3	胆石病和胆囊炎	28631	2.61	胆石病和胆囊炎	30120	2.59	肺炎	27405	2.98
4	慢性下呼吸道疾病	27018	2.47	慢性下呼吸道疾病	29375	2.52	胆石病和胆囊炎	22489	2.44
5	高血压	21607	1.97	高血压	22675	1.95	高血压	18961	2.06
6	缺血性心脏病	18406	1.68	缺血性心脏病	19224	1.65	缺血性心脏病	17530	1.90
7	脑梗死	17517	1.60	脑梗死	18398	1.58	急性支气管炎	15969	1.73
8	颅内损伤	17291	1.58	颅内损伤	16016	1.38	脑梗死	14880	1.62
9	急性上呼吸道感染	16659	1.52	急性支气管炎	15823	1.36	急性上呼吸道感染	13128	1.43
10	急性支气管炎	15582	1.42	气管、支气管、肺恶性肿瘤	14649	1.26	糖尿病	12199	1.33

注：百分比（％）表示因该病住院的人次数占全部就诊疾病住院人次总数的比重。

表 3-1-39 2010—2012 年城市地区三级中医医院

住院患者疾病前十位分布

顺位	2010			2011			2012		
	病名	人次数	百分比(%)	病名	人次数	百分比(%)	病名	人次数	百分比(%)
1	其他椎间盘疾病	7070	4.89	其他椎间盘疾病	6667	4.81	肺炎	5972	4.56
2	肺炎	4837	3.35	肺炎	5158	3.72	其他椎间盘疾病	5665	4.33
3	脊椎关节强硬	4076	2.82	痔	3332	2.41	痔	4030	3.08

顺位	2010			2011			2012		
	病名	人次数	百分比(%)	病名	人次数	百分比(%)	病名	人次数	百分比(%)
4	慢性下呼吸道疾病	3778	2.62	慢性下呼吸道疾病	3201	2.31	慢性下呼吸道疾病	4008	3.06
5	痔	3422	2.37	小腿（包括踝）骨折	2858	2.06	高血压	2805	2.14
6	高血压	2946	2.04	高血压	2785	2.01	老年性白内障	2685	2.05
7	老年性白内障	2733	1.89	脊椎关节强硬	2618	1.89	小腿（包括踝）骨折	2571	1.96
8	小腿（包括踝）骨折	2613	1.81	老年性白内障	2465	1.78	缺血性心脏病	2177	1.66
9	经剖宫产术的单胎分娩	2559	1.77	胆石病和胆囊炎	2202	1.59	经剖宫产术的单胎分娩	2118	1.62
10	胆石病和胆囊炎	2548	1.76	缺血性心脏病	2148	1.55	急性支气管炎	2050	1.57

注：百分比（％）表示因该病住院的人次数占全部就诊疾病住院人次总数的比重。

表3-1-40　2010—2012年全省三级医院

住院患者就诊疾病前十位分布

顺位	2010			2011			2012		
	病名	人次数	百分比(%)	病名	人次数	百分比(%)	病名	人次数	百分比(%)
1	其他接受医疗服务	51124	3.64	其他接受医疗服务	68209	3.84	慢性下呼吸道疾病	59224	3.83
2	肺炎	45305	3.23	肺炎	64543	3.63	肺炎	57984	3.75
3	胆石病和胆囊炎	33780	2.41	胆石病和胆囊炎	45208	2.54	其他接受医疗服务	57237	3.70
4	慢性下呼吸道疾病	33708	2.40	慢性下呼吸道疾病	45173	2.54	胆石病和胆囊炎	37489	2.42
5	高血压	25857	1.84	高血压	31914	1.80	高血压	29194	1.89
6	缺血性心脏病	22268	1.59	缺血性心脏病	28333	1.59	急性支气管炎	28121	1.82
7	脑梗死	21216	1.51	脑梗死	27813	1.57	缺血性心脏病	27487	1.78

续表3-1-40

顺位	2010			2011			2012		
	病名	人次数	百分比(%)	病名	人次数	百分比(%)	病名	人次数	百分比(%)
8	颅内损伤	21165	1.51	急性支气管炎	26010	1.46	脑梗死	25067	1.62
9	急性上呼吸道感染	20744	1.48	颅内损伤	25440	1.43	急性上呼吸道感染	23751	1.54
10	气管、支气管、肺恶性肿瘤	19998	1.42	气管、支气管、肺恶性肿瘤	23087	1.30	颅内损伤	20258	1.31

注：百分比（%）表示因该病住院的人次数占全部就诊疾病住院人次总数的比重。

由表3-1-40可见，在全省三级医院住院患者就诊疾病前十位分布中，主要是心脑血管疾病、呼吸系统疾病和恶性肿瘤，常见病如高血压和慢性下呼吸道疾病一直位列其中，并占据了一定的比例，在2012年慢性下呼吸道疾病居于全省三级医院住院患者就诊疾病前十位分布的首位，并占到了3.83%。

三、二级医院住院患者疾病前十位分布

2010—2012年二级综合医院、二级中医医院、二级专科医院及全省二级医院住院患者疾病前十位分布分别见表3-1-41、表3-1-42、表3-1-43、表3-1-44。

表3-1-41　2010—2012年城市地区二级综合医院
住院患者疾病前十位分布

顺位	2010			2011			2012		
	病名	人次数	百分比(%)	病名	人次数	百分比(%)	病名	人次数	百分比(%)
1	肺炎	30917	5.33	肺炎	34106	5.22	慢性下呼吸道疾病	30535	4.75
2	慢性下呼吸道疾病	26654	4.60	慢性下呼吸道疾病	28858	4.41	肺炎	28601	4.44

四川省患者就医流向现状及其对策研究

续表3-1-41

顺位	2010			2011			2012		
	病名	人次数	百分比(%)	病名	人次数	百分比(%)	病名	人次数	百分比(%)
3	急性支气管炎	21167	3.65	急性支气管炎	22023	3.37	急性支气管炎	21595	3.36
4	高血压	17247	2.97	高血压	18313	2.80	高血压	17490	2.72
5	胆石病和胆囊炎	16969	2.93	胆石病和胆囊炎	17055	2.61	胆石病和胆囊炎	16419	2.55
6	缺血性心脏病	12740	2.20	缺血性心脏病	13619	2.08	缺血性心脏病	13128	2.04
7	单胎顺产	11440	1.97	单胎顺产	13454	2.06	单胎顺产	12407	1.93
8	急性上呼吸道感染	11199	1.93	急性扁桃体炎	12259	1.87	急性扁桃体炎	12187	1.89
9	经剖宫产术的单胎分娩	11173	1.93	脑梗死	10945	1.67	脑梗死	10879	1.69
10	急性扁桃体炎	10995	1.90	经剖宫产术的单胎分娩	10892	1.67	急性上呼吸道感染	10281	1.60

注：百分比（%）表示因该病住院的人次数占全部就诊疾病住院人次总数的比重。

由表3-1-41可见，在城市地区二级综合医院住院患者就诊疾病前十位分布中，主要是呼吸系统疾病、孕产妇分娩和心脑血管疾病等。

表3-1-42　2010—2012年城市地区二级中医医院
住院患者疾病前十位分布

顺位	2010			2011			2012		
	病名	人次数	百分比(%)	病名	人次数	百分比(%)	病名	人次数	百分比(%)
1	肺炎	4264	5.47	慢性下呼吸道疾病	5053	5.18	慢性下呼吸道疾病	7904	6.65
2	慢性下呼吸道疾病	3919	5.03	肺炎	4853	4.98	其他椎间盘疾病	6546	5.51
3	其他椎间盘疾病	3397	4.36	其他椎间盘疾病	4738	4.86	肺炎	5341	4.50
4	急性支气管炎	2140	2.74	急性支气管炎	2867	2.94	急性支气管炎	3980	3.35

168

顺位	2010			2011			2012		
	病名	人次数	百分比(%)	病名	人次数	百分比(%)	病名	人次数	百分比(%)
5	小腿（包括踝）骨折	2090	2.68	小腿（包括踝）骨折	2367	2.43	小腿（包括踝）骨折	2687	2.26
6	肩和上臂骨折	1761	2.26	高血压	2087	2.14	胃炎和十二指肠炎	2413	2.03
7	经剖宫产术的单胎分娩	1694	2.17	缺血性心脏病	1992	2.04	急性扁桃体炎	2277	1.92
8	胆石病和胆囊炎	1627	2.09	痔	1965	2.02	高血压	2230	1.88
9	股骨骨折	1525	1.96	肩和上臂骨折	1905	1.95	痔	2221	1.87
10	痔	1475	1.89	胃炎和十二指肠炎	1772	1.82	缺血性心脏病	2080	1.75

注：百分比（％）表示因该病住院的人次数占全部就诊疾病住院人次总数的比重。

由表3－1－42可见，在城市地区二级中医医院住院患者就诊疾病前十位分布中，主要是呼吸系统疾病、心脑血管疾病及骨折等。

表3－1－43　2010—2012年城市地区二级专科医院
住院患者疾病前十位分布

顺位	2010			2011			2012		
	病名	人次数	百分比(%)	病名	人次数	百分比(%)	病名	人次数	百分比(%)
1	脑梗死	2918	5.58	经剖宫产术的单胎分娩	3667	7.03	单胎顺产	3666	6.03
2	经剖宫产术的单胎分娩	2542	4.86	脑梗死	2266	4.34	经剖宫产术的单胎分娩	3223	5.30
3	脑血管病	2250	4.30	脑血管病	1991	3.82	脑梗死	2974	4.89
4	精神分裂症、分裂型和妄想性障碍	2010	3.84	单胎顺产	1977	3.79	脑血管病	2880	4.74

顺位	2010			2011			2012		
	病名	人次数	百分比(%)	病名	人次数	百分比(%)	病名	人次数	百分比(%)
5	神经系统疾病	1988	3.80	精神分裂症、分裂型和妄想性障碍	1964	3.76	神经系统疾病	2607	4.29
6	肺炎	1939	3.71	神经系统疾病	1848	3.54	精神分裂症、分裂型和妄想性障碍	1590	2.61
7	单胎顺产	1720	3.29	肺炎	1545	2.96	肺炎	1405	2.31
8	慢性下呼吸道病	1502	2.87	慢性下呼吸道疾病	1464	2.81	骨质疏松	1264	2.08
9	高血压	1189	2.27	高血压	911	1.75	缺血性心脏病	1206	1.98
10	胎膜早破	1044	2.00	缺血性心脏病	849	1.63	慢性下呼吸道疾病	1204	1.98

注：百分比（％）表示因该病住院的人次数占全部就诊疾病住院人次总数的比重。

由表3-1-43可见，在城市地区二级专科医院住院患者就诊疾病前十位分布中，主要是孕产妇分娩、心脑血管疾病、呼吸系统疾病和精神疾病等。

表3-1-44　2010—2012年全省二级医院
住院患者就诊疾病前十位分布

顺位	2010			2011			2012		
	病名	人次数	百分比(%)	病名	人次数	百分比(%)	病名	人次数	百分比(%)
1	肺炎	135832	5.36	肺炎	123068	5.13	慢性下呼吸道疾病	112461	4.98
2	慢性下呼吸道疾病	91615	3.62	慢性下呼吸道疾病	92943	3.88	肺炎	110797	4.90
3	急性支气管炎	76679	3.03	急性支气管炎	71312	2.97	急性支气管炎	79853	3.53
4	单胎顺产	69983	2.76	单胎顺产	67544	2.82	单胎顺产	59879	2.65

续表3-1-44

顺位	2010			2011			2012		
	病名	人次数	百分比（%）	病名	人次数	百分比（%）	病名	人次数	百分比（%）
5	胆石病和胆囊炎	64280	2.54	经剖宫产术的单胎分娩	59021	2.46	经剖宫产术的单胎分娩	51115	2.26
6	经剖宫产术的单胎分娩	62571	2.47	胆石病和胆囊炎	53464	2.23	急性扁桃体炎	50481	2.23
7	急性上呼吸道感染	57466	2.27	急性扁桃体炎	47714	1.99	胆石病和胆囊炎	48867	2.16
8	颅内损伤	52392	2.07	高血压	47192	1.97	胃炎和十二指肠炎	45674	2.02
9	胃肠炎和结肠炎	50609	2.00	缺血性心脏病	46133	1.92	缺血性心脏病	45514	2.01
10	高血压	49654	1.96	胃肠炎和结肠炎	45847	1.91	其他椎间盘疾病	45095	2.00

注：百分比（%）表示因该病住院的人次数占全部就诊疾病住院人次总数的比重。

由表3-1-44可见，在全省二级医院住院患者就诊疾病前十位分布中，主要是呼吸系统疾病、孕产妇分娩和心脑血管疾病等。

综合比较省部级医院、全省三级医院和全省二级医院的住院患者就诊疾病前十位分布发现，这三类医院的住院患者就诊疾病前十位分布存在交叉和重叠。省部级医院治疗恶性肿瘤等疑难杂症，慢性下呼吸道疾病、胆石病和胆囊炎也进入了其疾病前十位分布；而全省三级医院和二级医院的住院患者就诊疾病前十位分布基本类似，均主要集中在呼吸系统疾病、心脑血管疾病等常见病，如慢性下呼吸道感染、高血压、缺血性心脏病及胆石病和胆囊炎等。

四、农村地区县级医院住院患者疾病前十位分布

农村地区县级医院包括县级综合医院、县级中医医院，两者

的住院患者疾病前十位分布分别见表3-1-45、表3-1-46。

表3-1-45　2010—2012年农村地区县级综合医院

住院患者疾病前十位分布

顺位	2010			2011			2012		
	病名	人次数	百分比(%)	病名	人次数	百分比(%)	病名	人次数	百分比(%)
1	肺炎	76807	5.56	肺炎	65136	5.36	肺炎	59993	5.28
2	单胎顺产	44671	3.23	单胎顺产	40583	3.34	慢性下呼吸道疾病	49543	4.36
3	急性支气管炎	42569	3.08	慢性下呼吸道疾病	38544	3.17	急性支气管炎	42723	3.76
4	慢性下呼吸道疾病	41336	2.99	急性支气管炎	34999	2.88	单胎顺产	36251	3.19
5	急性上呼吸道感染	36753	2.66	胆石病和胆囊炎	29056	2.39	急性扁桃体炎	28837	2.54
6	颅内损伤	34727	2.51	经剖宫产术的单胎分娩	28746	2.37	经剖宫产术的单胎分娩	26960	2.37
7	胆石病和胆囊炎	34175	2.47	颅内损伤	28205	2.32	胆石病和胆囊炎	25900	2.28
8	经剖宫产术的单胎分娩	33034	2.39	急性上呼吸道感染	26756	2.20	胃肠炎和结肠炎	24636	2.17
9	胃肠炎和结肠炎	32649	2.36	胃肠炎和结肠炎	26747	2.20	胃炎和十二指肠炎	22795	2.01
10	急性扁桃体炎	28577	2.07	急性扁桃体炎	26079	2.15	颅内损伤	22637	1.99

注：百分比（%）表示因该病住院的人次数占全部就诊疾病住院人次总数的比重。

表3-1-46　2010—2012年农村地区县级中医医院

住院患者疾病前十位分布

顺位	2010			2011			2012		
	病名	人次数	百分比(%)	病名	人次数	百分比(%)	病名	人次数	百分比(%)
1	肺炎	17512	5.29	肺炎	16190	4.62	肺炎	16846	5.08

顺位	2010			2011			2012		
	病名	人次数	百分比(%)	病名	人次数	百分比(%)	病名	人次数	百分比(%)
2	慢性下呼吸道疾病	11538	3.49	其他椎间盘疾病	13421	3.83	慢性下呼吸道疾病	16796	5.07
3	经剖宫产术的单胎分娩	11006	3.32	慢性下呼吸道疾病	12828	3.66	其他椎间盘疾病	14141	4.27
4	其他椎间盘疾病	10439	3.15	经剖宫产术的单胎分娩	11605	3.31	急性支气管炎	10329	3.12
5	单胎顺产	8229	2.49	急性支气管炎	8942	2.55	经剖宫产术的单胎分娩	9771	2.95
6	急性支气管炎	7933	2.40	单胎顺产	8274	2.36	胃炎和十二指肠炎	9482	2.86
7	胆石病和胆囊炎	7820	2.36	痔	8234	2.35	痔	7512	2.27
8	痔	7563	2.28	胆石病和胆囊炎	8062	2.30	急性上呼吸道感染	7328	2.21
9	小腿(包括踝)骨折	6734	2.03	胃炎和十二指肠炎	7754	2.21	缺血性心脏病	7261	2.19
10	胃肠炎和结肠炎	6627	2.00	脑梗死	7476	2.13	急性扁桃体炎	7243	2.19

注:百分比(%)表示因该病住院的人次数占全部就诊疾病住院人次总数的比重。

由表3-1-45和表3-1-46可见,在农村地区县级医院和县级中医医院住院患者就诊病前十位分布中,主要是呼吸系统疾病、孕产妇分娩和消化系统疾病等常见病。

第二章　深入访谈记录结果

第一节　医疗机构管理人员访谈记录

Q1. 请问您认为现阶段到贵单位就诊的患者的就医选择是否合理？为什么？如存在不合理的现象，您觉得这是由什么原因导致的？

多数（8/10）访谈对象的观点：大部分患者的就医选择合理，小部分患者的选择不合理。但有一位二级医院和一位乡镇卫生院的管理人员持不同观点。

（1）访谈对象认为接诊患者的就医选择合理，符合各级医院的定位和能力。三级医院的管理人员认为"医院对自身的定位较高，就诊患者中的危急重症较多，比较符合医院的定位"；社区卫生服务中心的管理人员认为"患者以慢性病、心肺疾病为主……社区医疗机构就可以解决这些问题"。

访谈对象认为有一小部分患者就医选择不合理。比如省部级医院的管理人员提到"有小病就到省医院来看，在下级医院就可以就诊的，可能占到总门诊量的30％左右"，以及"接诊到的患者中有患感冒发烧也到大医院就医，然后转诊回社区的"。有二级医院的管理人员表示，"本来在二级医院能够解决的问题，有些患者会执意转到大医院去看病"。

（2）一位乡镇卫生院管理人员认为到他们机构的患者的就医选择不合理，因为他认为他所在的乡镇卫生院人才、硬件设备等条件都满足不了周边居民的需求，导致居民认可度差。

（3）另外，一位市区二级医院的管理人员对"合理"提出了不同看法："患者从来都是对的，他们肯定是去做自己认为对的事、合理的事，肯定是从自己的利益出发。不合理的只有制度和政策。""如果非要从患者的角度找原因，那么只能说他们有一些不好的就医习惯……比如盲目跟从、对疾病本身缺少认识等。"

Q2. 您认为影响患者就医选择的因素有哪些？其中最主要的原因是什么？

影响就医选择的因素，提到较多的是医院的口碑、医疗技术水平、服务态度等。访谈对象认为影响患者就医选择的最主要因素不尽相同，但是综合起来，指向的影响因素是治疗效果和患者满意度，最终衡量的是患者对医疗机构的信任度，"对患者来说，质量比价格重要"。

Q3. 您觉得通过怎样的途径能让居民认识基层医疗机构？达到这个目的需要让居民知晓什么？

所有接受访谈的管理人员均认为让居民认识基层医疗机构的目的是提高居民对基层医疗机构的信任度。"从有效的诊疗中获取患者的信任，从而得到其他居民的信任。"

1. 使居民正确认识基层医疗机构作用的途径

省部级医院和三级医院的管理人员持相同看法，他们认为主要靠服务过程，让"患者在诊疗过程中去认识""要主动进到社区提供服务，让患者认识自己"。

二级医院和基层医疗机构的管理人员认为主要靠宣传和教育，"需要国家政策层面的引导""通过医务人员的沟通""比如进入社会进行健康宣教，在诊治的时候结合患者疾病顺带进行，这样会让他们理解得更为深刻"。同时，基层医疗机构的管理人员还希望"与三甲医院联动，有上级医院一起进行宣传"。

2. 让居民知晓的内容

（1）让居民对疾病有一定的了解。

（2）正确认识医疗机构的能力和服务范围。"给居民扫盲，消除他们的不正确的就医观念。""让居民知道我们能处理什么疾病，遇到不能处理的疾病时，我们能提供什么途径帮助他们解决问题。"

（3）使居民对现行的医保政策有清楚的了解，"有些医保付费的患者误解报销政策，认为国家就该把他的费用都包了，所以觉得可以去高级医院就医"。

Q4. 您认为利用医保政策设置的方法是否会影响患者就医选择？为什么？

各级医疗机构管理人员均认为会有影响。"因为居民选择医疗机构时，大多数情况下还是会考虑经济因素。但是对经济状况不同的人群，影响程度不一样。"

访谈中，医疗机构管理人员就现行医保政策可能存在的不合理问题以及改进的建议提出了自己的看法，总结如下。

1. 现行医保政策可能存在的问题

（1）政策在居民中宣传不到位。县级医院管理人员认为："报销比例方面，关键问题是患者不了解医院级别的差别和对报账的差别。"

（2）现行医保政策在某些方面设置不合理。"三级、二级和基层医院的门槛费差别还是不大，其他报账的比例一致。收入提高后，病人愿意多花钱，这些门槛费就不会起太大作用。""基层医院住院报销比例非常大，会导致很多不需要住院的居民办理住院手续，浪费医疗资源。"

（3）现行医保政策可能起到不利影响，即政策的设置使患者流向非基层医疗机构。一位乡镇卫生院的管理人员认为："职工（医疗保险）和城乡居民（医疗保险）的报销比例、报销项目不一样，很多愿意在基层医疗机构治疗的病人被迫去二级医院。"另一乡镇卫生院的管理人员提到"基层医院的检查费用、手术费用上受医保报账的限制，造成基层医院的医疗效果低，病人流向二级或以上医院"。

2. 针对现行医保政策的不足提出的改进建议

（1）三级医院的管理人员建议："在按医院级别划分报销比例的基础上，按疾病种类、严重程度等划分报销比例，如多发病、常见病在社区报销的比例高些，疑难杂症在三级医院报销的比例高些。"

（2）实行基层首诊制。一位基层医疗机构的管理人员建议："病人以后看病就是看得起也要经过全科医生转院，上级医院才接收，必须形成这种制度，逐步实行，可以解决这种小病去大医院的问题。"同时，有两位基层医疗机构的管理人员认为可以通过医保报销使这一政策得到实施，"经过我们的全科医生转院才允许报账，就会比较好"。

（3）建立有效的转诊制度。乡镇卫生院的管理人员建议："规范转诊的程序，或者实行逐级转诊，除了急重症病人，不让病人直接从基层医院转到三级医院。""希望在政策上转诊对基层有些倾斜，现在的转诊政策只有关于向上转的，没有关于向下转的。"

（4）不能"一刀切"，一味依靠医保手段进行调控。县级医院的管理人员认为："医保不能作为单独的措施，而要和相关各方面因素有机结合才会有更好的效果。一味地通过医保去调控，可能会造成误伤。"

Q5.您对利用公共资源（如电视、电台、宣传栏、折页等）进行合理就医的宣传的看法？

大部分管理人员（9/10）认为利用公共资源进行宣传是可行的。认为可行的管理人员均认为宣传的有效性和效率视宣传途径而不同。

1. 有效性和效率

（1）管理人员认为宣传的有效性和效率视宣传途径而不同。但他们的共识是"正规医院的宣传不够主动，虽然有些宣传……（但是）受众就非常有限"，而且觉得"现在的新闻媒体报道关注的新闻点选择以吸引眼球为主，容易给医疗机构造成负面影响"。

（2）三级医院的管理人员提到"每一种媒体的辐射面决定了它可以影响的群体，如网络是年轻人用得多"，电视上的"黄金时段是不太可能进行合理就医宣传的，比较偏的时间播出的话，易患病的群体又早早休息了，接收不到，不易患病的群体又不关心"。

（3）一位县级医院人员认为："最好的宣传途径是关系网。""但也有利有弊。好处在于不会让受众觉得做作，较容易接受，让人觉得可信，印象一旦形成就一直可信；坏处在于（居民）一说医院的坏话，也很难扭转已经形成的坏印象。"

（4）另一位县级医院的管理人员和县城社区卫生服务站的管理人员认为，"效率最高的宣传方式还是基层公卫人员下基层进社区的宣讲"，因为"医务人员的引导肯定有效，毕竟他们对病人更加了解，引导得更有针对性"。但是也有一定的弊端，"（到社区宣讲）主要针对的是看病的患者，不能覆盖全部居民，特别是年轻的患者很少，面谈的机会也很少"，而且如果建议病人去具体某个医院就医，可能导致"病人怀疑，是不是医生和这家医院有利益关系"。

（5）县城社区卫生服务中心的管理人员认为，"办健康讲座、讲课的力度不大"。因为在"社区很多人都不听，积极性不是很高，可能他们的（健康）观念还没改变"。

2. 宣传内容

综合访谈管理人员的观点，他们认为宣传的内容应包括：

①医保政策的宣传；②常见病和慢性病、医疗保健的宣传，使居民对疾病有基本的认识；③全科医学的宣传，"让居民知道全科医学是一种终生服务的医学，让医生和患者建立起良好的关系"；④对医疗机构的社会角色、承担的压力、技术能力的认识，"让居民了解（医疗机构）已经做的，现在做到哪种程度，将来能做的"。

目标是"让病人正确认识医院的能力，而不是觉得进了医院就进了保险箱"，同时应注意"让居民觉得宣传是理性的"。

县级医院的管理人员提到："目前地方电视台已经有健康知识和社区卫生服务方面的宣传，这当中包括一些小病在社区和双向转诊中的宣传，收效很好。"

3. 其他建议

（1）三级医院的管理人员建议："设置一个以健康咨询为主的电视频道，让人们多了解一些常见病、慢性病的知识，掌握一些预防疾病、保健、康复的常识。这样人们也不必总跑到医院来索要资料或者咨询导医台。"

（2）在学校进行宣传。县城社区卫生服务中心的管理人员认为此举好处有二：一是"可以通过加强学校的教育……把全民的卫生知识提高""学生教育对健康水平的提高要有效得多"；二是通过学生来向居民传播健康知识，"学生会跟他父母亲讲，学校在教学课程上进行的健康知识宣讲，比如说糖尿病、高血压这方面的知识，比如说心肺复苏、应急啊……我有什么病，怎么找医生看"。他觉得居民更容易相信由家人提供的信息，"一些年龄比较大的人，健康知识较少""让他们的儿子、孙子告诉他们，要比医生去讲好得多"。

Q6. 您认为由医务人员对患者进行合理就医的引导是否有效？为什么？

大部分（7/10）管理人员认为由医务人员进行引导是有效

的。此外，一位县级医院的管理人员认为此举没有效果，县城社区卫生服务中心、社区卫生服务站的管理人员认为此举不会对患者的就医选择有太大影响。

（1）认为有效，理由：①"医务人员专业知识强，对患者和家属有说服力"；②"接触到的都是患者、有需要的人，更贴合他们的需求，让他们有实实在在的受益"；③"医务人员的引导都是面对面的……（可以）及时反馈、及时交流，这就非常有效"。

但是三级医院的管理人员也提到："一些医生由于性格或者语言表达能力的限制不能很好地把专业医学用语转化为日常用语，导致人们的误解，造成医患纠纷，这是劣势。"

（2）一位县级医院的管理人员认为没有效果，理由：①"自我宣传医疗技术容易引起纠纷，因为没有达到患者的治疗预期，患者觉得你这个医生不行"；②"如果是宣传到其他地方就医，不管是到高级医院或者基层医院就医，医院都会对医生的职业忠诚度有怀疑，导致医生（在单位）工作环境不好"；③"同时，医生之间也可能会引起不满，你为什么介绍到那个医生那里看病，不介绍到我这里来"。

（3）我们发现了比较有趣的现象。市区社区卫生服务中心的管理人员从患者信服程度考虑，认为："在现在的医疗环境中，（患者）他们认为三甲医院就是最好的，所以由三级医院的医生来引导是最好的。而社区医生做这些引导，增加了医疗的风险，害怕产生医疗纠纷。""患者认为你水平不行，还耽误了治病的时间。"

而县城二级医院的管理人员从工作方式考虑，"基层医务人员进行引导是有效的，因为他们的工作性质要求经常下社区，与重点人群接触最多，经常举办讲座、发放宣传资料，做这种宣传最方便。"

Q7. 您认为对患者进行就医的引导会对贵单位产生什么影响？

访谈的管理人员均认为：进行引导后，对三级医院影响不大；二级医院和基层医疗机构的病人数量会增加，其工作量也会上升。

（1）省部级医院和三级医院的管理人员认为，对患者进行就医引导后，对他们这一级别的机构不会有太大影响，"现在接诊的病人已经在饱和状态""收入也不会有太大影响，因为医生的收入主要不是靠门诊收入"。

（2）二级医院的管理人员认为对患者进行就医引导后，医务人员的工作量会加大，收益会提高。但是也有一位管理人员表示担心"引起患者的顾虑，比如（考虑）医院是不是出于赚钱的目的（进行引导）"。

（3）市区社区卫生服务中心的管理人员认为："有可能超出工作负荷能力，因为现在配置的每万人的全科医生数量有限。"而乡镇卫生院的管理人员认为："工作量的增加并不会造成负面影响，因为会根据实际情况增加医务人员。""治疗更多的病人也让医务人员的工作经验增加，技术水平能得到提高。""从整个单位考虑，设备利用度增加，收入也增加，运行成本就下来了。"

Q8. 您对引导患者合理就医有什么其他建议及看法？

1. 加强非基层医疗机构与基层医疗机构的联系、合作

三级医院的管理人员和市区社区卫生服务中心的管理人员都表达了互动合作的意愿。

社区卫生服务中心的管理人员表示："与三甲医院联动，建立起一个医疗体系。""请三甲医院的高水平医生来坐诊，一是患者更相信三级医院医生的话，二是让患者认识到社区卫生服务中心有（高水平医疗技术）后盾的支持，这样患者会更放心到基层医疗机构就医。"

三级医院的管理人员提到"可以建立一个规范的转诊和会诊制度，比如社区医生不能确诊的病情，可以请上级医院的医生来会诊"。"这一制度可以按区域划分，每个有实力的大医院负责一个片区，由这个医院定期派一定的人员到社区进行宣传讲座。""这一分区可以由医师协会与政府合作，联系分派。"同时他还认为，患者流向的引导"单靠医疗机构不够，还要靠政府"，因为"医院本身没有能力组织人力去社区宣传""这一工作可以由政府牵头，基层医疗机构与街道办事处等合作，定期请（上级医院的）医疗专家在社区办讲座，宣传疾病常识和保健知识""通过提高居民的健康知识，增加他们对不同医疗机构的认识，改变他们的就医观念，达到一定的引导作用"。

2. 建立社区首诊和转诊体系

（1）三级医院的管理人员表示："可以由基层医疗机构来对患者进行分流，该去专科医院的去专科医院，该去大型综合医院的去大型综合医院。"

（2）社区卫生服务中心的管理人员表示，建立有实际操作可能的转诊体系，构建转诊操作和信息都通畅的转诊途径。"这样在社区不能解决问题的时候，给患者提供有效的解决途径。""他们去上级医院得到好的治疗，以后也愿意再到社区来治疗，大家可以保持一个良好的关系。"

3. 加强与治疗后的患者的联系

通过治疗后的患者来宣传健康知识，同时可以进行就医引导。"比如组织病友会，或对出院病人进行随访，随访时通知病人可以到医院或者某社区参加免费讲座""一是让病人认为医院一直在关心他，搞好关系；二是为讲座做一个宣传"。

4. 加大乡镇卫生院的投入，放宽政策

（1）给基层人才政策上的倾斜，乡镇卫生院的管理人员表示，"待遇是问题，病人少，该收的病人收不到"，并且"考不到编制就离职了"。

（2）增加基层医疗机构基础设施的投入，"房屋和装修陈旧，造成病人直观印象差"；放宽基层的采购权，希望"小型设备采购应更自由"，他提到乡镇卫生院"缺少检查的设备，患者做不了检查，就流失了"。

5. 关注农村地区的全科医生制度的发展

乡镇卫生院的管理人员表示："农村其实很需要家庭医生，但是政策上和资金投入上对家庭医生人才队伍建设的支持都不够。""待遇不高，人才也不愿去。""现有的村医素质低，大都是从赤脚医生转过来的。""村医要求门槛高，造成流失多、补充少。"而且"乡镇卫生院全科医师的培训存在问题，因为基础差，培训过程和考核都流于形式，培训效果差"，导致"水平技术不高，群众也不认可"这样的恶性循环。

6. 规范医疗市场秩序

（1）"加强对非法行医的打击力度，如包治百病，还有一些迷信，这些也会影响患者的就医选择情况。"

（2）"应制止民营医院的不规范行医行为。"

（3）"规范药店工作人员的销售行为，有资格行医的才允许他指导居民。"

第二节　医务人员访谈记录

Q1. 请问您现阶段接诊的患者中，他们的就医选择是否合理？如是，为什么？如否，那您认为存在哪些不合理的地方？您觉得是由哪些原因导致的不合理？

接受访谈的医务人员中，大部分（13/15）认为他们接诊的患者选择合理。一位县级医院医务人员和一位县城社区卫生服务站医务人员认为他们接诊的患者选择不合理。

1. 认为合理

一是觉得患者是就近就医；二是因为患者就诊病种比较符合医疗机构自身定位，如基层医疗机构的医务人员表示："特别是一些特殊疾病病人，他们很愿意来这里，有多方面的收获。""大部分来的病人是慢性病，不是危急重病，还有来体检、咨询病情、随访、心理辅导的病人。"

2. 认为不合理

（1）某些政策上限制，"慢性传染病病人，比如乙肝，社区就没有这方面的门诊；类风湿性关节炎可以检查，不能治疗；精神病人可以管理，不可以治疗"。

（2）有些患者不信任基层医疗机构，"本来在本院可以解决的问题，患者表示不信任，主动要求转走到成都的医院"。原因是"患者信任度低，其次可能是当前群众对自身健康的关注度普遍提高，想要尽最大能力享受到高水平的卫生服务"。

（3）患者受自身文化水平限制，对疾病认识有限，所以一些经济条件好的患者"就喜欢在不知道病情的情况下去一些大医院，反正图个放心，不缺钱"。

Q2. 您认为影响患者就医选择的因素有哪些？其中最主要的原因是什么？

访谈的医务人员认为最主要的影响因素是患者对医疗机构的印象，由此决定他们对医疗机构的信任度，体现在以下四方面。

1. 医疗机构的口碑

这方面主要是患者已有印象与外界信息的综合影响。

省部级医疗机构的医务人员认为体现在医疗机构的知名度对患者心理的影响。他们认为体现在"网络和平面媒体的宣传，而这两者影响力很大，所以对患者流向导向作用大"。一位市区社区卫生服务站的医务人员认为："病人，尤其是老年人，她们之间经常在一起，医生的技术好，他们口口相传。口碑好了，她们就会比较信赖。"

2. 诊疗效果

诊疗效果包括疾病诊断与治疗的效果，患者以此判断是否达到他们就医的目的。

（1）检查、诊断的准确性。"患者看重对疾病的准确诊断，因此对检查仪器要求高。""有些病人一来就问，这里能不能做什么检查，不能做就走了。""科室的专业化程度也重要，肯定更权威。"

（2）治疗效果。基层医疗机构的医疗质量取决于常见病、多发病的治疗效果，"（医生）能解决问题，患者就愿来"。另外这有利于形成一个良性循环，"服务的态度和质量也非常重要……也容易有好的口碑……聚集人气……"

3. 就医体验

就医体验不仅体现在经济花费、等待时间、就医距离等方面，还应包括患者在就医过程中自身觉得是否受到了重视，以及对诊疗过程的理解。

社区卫生服务站的医务人员认为："大医院的专家教授，由于病人拥挤，很容易对病人的病情产生疏漏……而我们对病人问得比较仔细，对她们很有耐心，这一点她们自己也很满意。"

某乡镇卫生院的医务人员认为："很多群众不去大医院就是觉得到医院挂号排队等候的时间久，而且需要进行许多他们不理解的生理生化检查，检查过后还得有一个等待的时间。医保报销麻烦，需要拿着本本等着报销，所以小病患多会选择基层医疗机构，省去化验等步骤。"

4. 医患关系

常见病、多发病的患者易由良好的医患关系建立对医疗机构、医务人员的信任。

某乡镇卫生院的医务人员认为："只有他们信赖你了，才会来这里看病。"而某社区卫生服务中心的医务人员觉得："有些老病人，他们很相信你，特别是慢性病病人，认为你能提供多方面的支持。"而私人诊所医生提到"经常来看病的老顾客或者医生的熟人……熟悉医生，互相之间比较信任。"

Q3. 您认为医保政策是否会影响患者的就医选择？为什么？

大部分（12/15）医务人员认为会有影响，因为患者大多会考虑经济因素。县城社区卫生服务中心的医务人员、两位村医则认为没有影响，因为他们认为患者首先考虑的是病情。

（1）"患者都很清楚什么是特殊门诊、普通门诊，都会想方设法省钱。"

（2）机构之间的报销差别会影响就医人群，"比如一人能报六百多元的，就会来我们这里，因为可以报销（得多）；其他病人多是自费的，来输个液就几百块，和大医院差不多，就来得不是很多"。

（3）建议："医保报销的比例在不同机构之间差距拉得更大一点，效果可能会好一点"；增加在基层医疗机构可以报销的种类，"新农合在卫生院不能报销手术及附加费用，其他种类的医保可以报账，所以会有新农合的病人流失"；"基层医疗机构提高门诊报销比例，让收入低的人在更多情况下可以看病"。

Q4. 您觉得怎样才能让患者正确认识基层医疗机构的作用？

二级医院和基层医疗机构的医务人员（13/15）认为，可以通过宣传改变居民对基层医疗机构的认识，介绍医疗机构的业务范围、能力范围，宣传医保和医疗政策。

省部级医院和三级医院的医务人员认为，患者的医学知识有限，很难通过宣传让他们对医疗机构有正确的认识。

Q5. 您对利用公共资源（如电视、电台、宣传栏、折页等）进行合理就医的宣传的看法是什么？

大部分（13/15）医务人员认为这样的宣传是可行的，但是要注意宣传的内容和方式。

（1）"宣传的内容应以相关政策、就医流程、相关健康知识为主，让患者对自身疾病有一定的了解，对医疗机构有清楚的认识。"

（2）"若进行大范围的宣传，应由卫生行政部门统一利用宣传栏、电视等媒介进行合理宣传。"

（3）"应认识到这些宣传方式的对象的局限性。""文化层次不高或不接触电视、电台、网络的居民就没办法宣传到。""老年人眼睛不太好，很少关注宣传册。"

（4）最有效的方式还是面对面的交流。一是医生"进社区结合义诊，顺带结合病人的病情宣传"，且"要有各个专业组成团队，比如不同的科室都有参与，这样患者的问题才能有比较好的解答，赢得信赖"；二是可以"由居委会宣传优惠政策"，或"先影响患者，再由就诊的患者对他身边的人进行宣传"。

Q6. 您认为由医务人员对患者进行合理就医的引导是否有效？为什么？

省部级医院和三级医院的医务人员，以及一位二级医院的医务人员认为由医务人员引导是无效的，其他医务人员（12/15）均认为有效果。

（1）认为有效果的医务人员：一是出于医务人员专业性的考虑，认为患者"信赖的医生有专业的知识和技术"，且认为"医生对这个病情应该去哪一级医院接受治疗的判断会更有权威性"；二是出于医患关系的考虑，"医务人员对患者进行引导，他们是有收益的，有了亲身体验，自然会相信你，因为你是对她们好""对他们的治疗心情和态度，患者都能感受得到。这种方式最让患者放心，效果也最好"。

但同时也可能有负面影响："患者可能会怀疑医生的技术能力，怀疑医生是受利益驱使推荐医院"，或"基层医生来宣传小病在基层，可能会让群众产生误解和猜忌"。

（2）认为无效果。省部级医院和三级医院的医务人员认为："病人会认为医生在推诿病人，不负责任""医患关系比较紧张，患者对医生不信任，社会风气和舆论环境也是（使双方）互相不信任"；二级医院的医务人员认为："现在生活水平高了，个体需求高，病人都希望百分之百治好的保证，而医务人员是不敢做出保证的，所以不能去引导。"

Q7. 您对引导患者合理就医有什么其他建议？

（1）可以考虑制定政策、制度来规范各级医院的诊疗范围，"从疾病种类、疾病严重程度、手术级别来进行判断，是留在基层医院治疗，还是到二级、专科或三级医院治疗。""让每个级别的医院都明确自己收治疾病的范围。""判断标准应由行政部门或者第三方专门的机构组织来确定。"

（2）加强社区医疗技术水平，"医疗质量上去了，患者也有更多的就医选择"。

（3）医生多点执业，"大医院的医生也可以定期来基层坐诊，满足当地居民的就医需求"。

（4）"政策上对社区倾斜，如药品政策上的改进、丰富可以使用的药品；提高待遇，留住人才。"

Q8. 您认为对患者进行就医的引导会对您产生什么影响？

（1）省部级医院的医务人员认为："工作量会下降，可以做一些更有意义的、自己感兴趣的事情，比如某些医学问题的研究。"

（2）三级医院的医务人员认为："如果基层医疗机构能做的手术多，三级医院外科的手术量就会稍减少。内科可能影响较大。"

（3）二级医院和乡镇卫生院的医务人员认为医疗机构"没有达到患者数量饱和"，所以工作量会增加，收益也会增加。

（4）私人诊所和社区卫生服务中心/站、村卫生室的医务人员认为工作量不会有太大变化，因为他们的患者来源较为稳定。"到我们这里看病的人都是当地的居民，一般是辖区的老年人和小孩。""在我们这一级，严重的肯定要走，不严重的也不会到上面去。"

第四部分　主要发现与政策建议

一、主要发现

（一）城市社区卫生服务开展取得一定成效

我们分析发现，2006—2012 年城市地区社区卫生服务中心、社区卫生服务站总诊疗人次数均呈现出不断增长的趋势，且社区卫生服务中心的总诊疗人次数占城市地区的比重不断上升。同期，门诊人次数也均呈现出不断增长的趋势，且社区卫生服务中心的门诊人次数占城市地区的比重不断上升。2006—2012 年城市地区社区卫生服务中心入院人数呈不断增长趋势，且社区卫生服务中心入院人数占城市地区的比重也呈现出小幅度上涨。

（二）相当部分患者和居民的就医选择处于非理性状态

从医疗机构卫生服务情况数据分析可知，在城市地区，四川大学华西医院和四川省人民医院总诊疗人次数占城市地区的比重基本呈现出增长趋势，两家医院门诊人次数占城市地区的比重也呈现出波动上升的趋势。三级医院总诊疗人次数、门诊人次数占城市地区的比重不断上升，入院人数占城市地区的比重在2006—2008年下降，但之后表现出不断上升的趋势。在农村地区，县级医院总诊疗人次数、门诊人次数占农村地区的比重也在不断加大。可见患者向二、三级医院集中的趋势。

从患者和居民的调查中可以看出，仍有相当部分的患者和居民出于不同的原因，做出非理性的就医选择。这一情况在一定程度上解释了大医院人满为患的现象。非理性就医选择主要体现在以下几方面。

第一，在高级别医疗机构就医的患者中，有相当部分自觉病情一般或轻。

调查发现：在城市地区二级和三级医院就医的患者中，一半左右发病时自觉病情一般或轻；在农村地区二级医院就医的患者中，一半发病时自觉病情一般或轻。城市地区居民中，最近一次患病到二级或三级医院就医、自觉病情一般或轻的居民比例为53.3%；农村地区居民中，最近一次患病到二级或三级医院就医、自觉病情一般或轻的比例为58.3%。

第二，自觉病情一般时的就医意愿为基层医疗机构的比例不高。

对患者的调查显示：在城市地区的患者中，自觉病情一般时，会选择基层医疗机构就医的比例为24.7%，选择私人诊所的比例为27.8%，选择药店坐堂医生的比例为18.2%；在农村地区的患者中，自觉病情一般时，表示会选择私人诊所和药店坐堂医生的患者比例分别为19.0%和16.8%。

对居民的调查显示：在城市居民中，自觉病情一般时，会选择基层医疗机构的比例为18.5%，有25.6%的居民会选择私人诊所，28.6%的居民会选择药店坐堂医生；在农村地区的居民中，自觉病情一般时，有23.6%的居民选择私人诊所，21.2%的居民选择药店坐堂医生。

同时，自觉病情一般时，城市和农村地区的患者中，选择自我治疗的比例均在10%以上。两类地区的居民中，选择自我治疗的比例均在15%以上。这部分患者和居民中，存在着可以引导至基层医疗机构就医的潜在人群。

（三）家庭因素在就医选择过程中的影响不可忽视

我们在访谈中了解到，家庭因素对就医选择存在影响。有多名患者提到，当病情严重时，倾向于和家庭成员共同商量后，根据家庭经济情况等因素选择医疗机构。另外，有年轻患者表示，考虑到自身社会阅历不足，选择医疗机构时会参考父母的意见。

此外，问卷调查发现，患者和居民在选择医疗机构时，家人均是提供参考意见的主要人群。在城市和农村地区选择医疗机构时会受到他人影响的患者中，受家人影响的比例分别高达89.2%和88.0%。同时，家人是患者最信任的人群。在城市和农村地区选择医疗机构时会受到他人影响的居民中，受家人影响的比例分别为86.6%和81.5%。家人也是居民最信任的人群。

（四）人群对不同医疗机构的就医期望不同

就医期望是居民选择医疗机构时的参照，以及就医后划分印象好坏的界限。相关研究提示，在做出就医选择时产生就医期望，包含居民根据个人认识、经验和自身状况等对就医过程和结果的估计。一方面，就医期望影响居民选择医疗机构；另一方面，患者把得到的就医体验与就医期望比较，形成就医经验，影响其对医疗机构的认识和信任。所以，在引导居民理性就医的过程中，应该对就医期望予以重视。

通过分析患者与居民选择不同医疗机构的原因，可以发现：选择三级医院的原因主要指向医疗技术水平，说明选择三级医院的人群更重视治疗效果；选择二级医院的原因主要指向医疗技术水平和医疗保险政策，说明选择二级医院的人群是在医疗效果和经济花费之间选择一个平衡；选择社区卫生服务中心/站、村卫生室、乡镇卫生院的原因主要指向医疗便利性，说明选择基层医疗机构的人群更重视这一方面；选择私人诊所的原因指向医患关系和医疗便利性，说明选择私人诊所的人群更重视良好的就医体验。

（五）"看病难，看病贵"现象集中于三级医院

分析患者和居民对不同医疗机构的看法和评价，发现近年来

基层医疗机构的发展已经取得了一定的成绩，主要体现在患者觉得到基层医疗机构就医的时间和经济成本都低，就医体验良好，即在基层医疗机构看病不难也不贵。

但与此同时，到三级医院就医的患者中，认为消耗时间长、经济花费多、就医体验不好的比例都高于二级医院和基层医疗机构。在居民对不同医疗机构的评价和看法中，此现象更为明显。这也从一个侧面反映了"看病难，看病贵"现象仍然存在，而且主要集中于三级医院。

（六）医疗保险报销比例对就医选择存在影响

通过调查发现，相当部分患者和居民选择就医机构时受到医疗保险报销比例的影响。在城市和农村地区的患者中，受医疗保险报销比例影响者所占比例分别为37.3%和46.2%；在城市和农村地区的居民中，这一比例分别达到36.0%和41.9%。

（七）医疗信息收集途径有限

调查发现，患者和居民收集医疗信息的主要渠道是熟人朋友和自身体验，城市和农村地区的患者中，收集医疗信息的主要渠道是熟人朋友的均在50%以上，主要渠道是自身体验的比例均在20%以上。城市和农村地区的居民中，收集医疗信息的主要渠道是熟人朋友的均在40%以上，主要渠道是自身体验的比例均在13%以上。熟人朋友传播信息的特点是传播范围广、传播速度快，自身体验的特点是可信度高。但是，对于其他渠道，比如电视、网络的利用比例不高。虽然电视媒体的受众较广，覆盖各个年龄层，但可能由于现阶段的电视媒体上充斥大量带有商业目的的健康节目，很多居民并不信任电视媒体传播的医疗信息，造成了对电视利用比例较低的局面。作为新兴媒体，网络上的信息传播速度快，包含内容丰富，是较好的医疗信息传播渠道，但由于受众偏向青年人群，患者中占比较大的中老年人利用的比例也较低。

（八）不良的社会舆论环境不利于合理就医流向的形成

访谈中，有患者和医务人员提到，现在主要传播媒体上流动的医疗信息混杂，充斥着大量商业性信息，甚至是虚假的医疗信息，让受众难以接受。各种媒体也以吸引关注为目的，大多在报道负面新闻，损害了医疗机构的形象，造成不良的社会舆论。由此加剧了居民对医疗机构的不信任，造成了他们的恐慌和盲目心理，使他们认为只有在高级别医疗机构中才能获得良好的医疗服务，涌向三级、二级医院就医。

究其原因，可能在于缺乏对有误导性或虚假的医疗信息的足够规范，也缺少一个机构来发布权威的，对医疗机构、就医流向有积极作用的信息。而社会舆论风气得不到转变，造成医患矛盾冲突的恶性循环，加剧了不合理的就医流向。

（九）患者分流制度的相关概念、标准缺乏统一解释

在访谈中，一些管理人员和医务人员都提到，关于就医流向的一些概念、标准目前仍缺乏统一的解释，间接造成居民难以理性认识自身病情，同时缺少成文的制度来引导患者流向。具体表现如下：

（1）当居民患病时，应以何种标准来判定"小病"和"大病"？访谈中，管理人员和医务人员认为，比较理性的做法是综合病种、严重程度等方面进行考虑，但医务人员也难以简单地对"小病"和"大病"加以定义。

判定疾病的统一标准的缺失，造成了模糊的宣传。如某些政策与宣传中提到"小病在社区，大病到医院"和"80％的疾病可以由社区解决"，后者以病种分，前者则没有说明判断标准。宣传和健康教育的不准确，也使得居民缺少较为理性的判断标准，由此影响了他们对自身疾病的认识、对医疗机构的治疗期望等，继而影响了居民的就医选择。

（2）访谈中，有医务人员提到，目前尚无明确的制度和政策

来规定患者的就医流程以及各级医疗机构收治疾病的范围。各级医疗机构基本处于让患者无序选择就医的状态。医疗机构职责范围不明确，就有可能出现医生推诿患者的现象；同时，行政部门缺乏管理患者分流的标准；患者不知晓相关制度和政策，也缺少理性判断的依据，容易只靠感性认识选择就医机构。

（3）医疗机构的管理人员表示，现在仍缺少判断患者流向是否"合理"或"合适"的标准。以医疗机构级别或医疗机构服务能力作为判定标准尚无定论；各级医疗机构接诊多少数量、何种类型的患者可认为"合理"或"合适"也缺乏统一的意见。

（十）现行卫生政策可能对就医流向起到不利影响

通过访谈发现，现行的卫生政策可能对就医流向起到一定的消极作用，即现行的政策反而可能使更多的患者流向上级医院而非基层医疗机构。体现在四个方面：

1. 医保政策

有医疗机构的管理人员提到，现行的医保政策中，一些项目设置、报销限制等方面并不合理，导致一些愿意在基层医疗机构就医的患者，为了报销不得不到上级医院。另外，也有患者和管理人员指出，医保政策中，不同级别医疗机构报销的比例差别仍不够大，比如一些疾病的治疗在基层医疗机构报销比例为90％，但是三级医院的报销比例也达到了70％甚至80％，体现不出应有的差别，不能实现从经济手段上引导患者的流向。

2. 基药制度

不论是医疗机构的管理人员和医务人员，还是患者和居民，对基药制度都提出了意见。最主要的意见是基药制度提供的药物种类有限，患者为了得到需要的药品到上级医院、私人诊所甚至是药店坐堂医生处就医。其次是部分基本药物配送补充不及时，在缺少药品的情况下，医务人员无法给患者提供有效的治疗。这两种情况都导致了患者和居民认为基层医疗机构的能力有限，对其信任度下降。

3. 基层医疗机构的投入和管理

基层医疗机构的管理人员提到，对基层医疗机构的投入不足、管理过于严格影响了基层医疗机构的人才引进和培养、设备配置等。由于人才匮乏、设备落后，基层医疗机构没有办法达到较高的诊疗水平，特别是家庭医生的水平不高，使居民的信任度降低，不愿意到基层医疗机构就医。

4. 绩效工资制度

绩效工资制度是一项与医务人员息息相关的改革措施。但是有医务人员认为，这一制度实施之后，一些基层医疗机构的医务人员出现了消极怠工，甚至推诿患者的现象。究其原因，可能在于实施绩效工资制度后，部分医务人员的收入不升反降，他们没有看到制度的改变给他们带来的好处，因此工作积极性下降，导致工作质量和工作效率受到影响，使患者认为基层医疗机构的医务人员水平有限，加重不信任的程度。

二、政策建议

（一）加强健康教育，提高居民的健康素养，建立对医疗机构的理性认识

通过健康教育，在居民中宣传科学的健康知识，增强居民对疾病的了解，减少他们对一些疾病非理性的恐惧，不至于被一些虚假、夸大的医疗信息影响判断。同时宣传现行的卫生政策、不同医疗机构的职责和能力范围等，使居民对医疗机构有中肯的评价，提高他们对医疗机构的认同感和信任度，这有助于医疗机构日常工作的开展。通过提高居民的健康素养，使其能够建立较为合适的就医期望，做出理性的就医选择。

（二）明确各类医疗机构的功能定位

制定统一、规范的疾病分流标准。可由卫生行政部门制定政

策，明确各类医疗机构的职能范围和诊疗范围。同时，由专业人员根据疾病种类、严重程度、可能需要的手术级别等方面制定患者分流的标准。这样，不仅明确了各级别医疗机构的职责，也让医务人员有明确的工作参照标准，同时给宣传和健康教育提供统一的政策内容，使居民对医疗机构有明确的认知。

（三）改进与提升基层医疗机构的工作

医疗机构的核心竞争力是医疗技术水平和医疗安全质量，基层医疗机构必须在这些方面狠下功夫，有持续性的提高，才能得到更多患者的认可和信任。同时，可以针对社区居民不同人群的需求，在服务项目、流程或时间上做出调整。比如为老年人和幼儿患者提供绿色通道，减少其候诊时间；再如，调整工作时间，开设午间、傍晚门诊，或增加周末工作的医务人员，与居民中工作人群的工作时间错开，使其能够有时间利用基层医疗机构的服务。另外，借鉴私人诊所吸引患者的优势，加强医患交流，提升患者对医务人员的信任度，不仅有利于提高患者对基层医疗机构的认可程度，也有助于机构其他工作的开展。

（四）推行社区首诊制，完善双向转诊制

推行社区首诊制，综合医保报销、价格和政策等方面的手段，形成一套明确的制度，从就医选择的第一步开始引导就医流向。

双向转诊在分流患者的同时，也为社区卫生服务医疗机构提供技术保障，能够让患者感觉有上级医院的保障，提高患者对基层卫生服务工作的认可度。但是，作为不同级别医疗机构之间的患者合理流向的通道，双向转诊制度在现阶段尚未达到实质上双向转诊的目的，这在很大程度上限制了二、三级医院和基层医疗机构之间的患者流动。完善双向转诊制度，既有利于减轻三级医院的医疗服务负担，也有利于基层医疗机构的进一步发展。

（五）推动和加强各级医疗机构间及其与政府的合作

1. 推动各级医疗机构之间的相互合作

建立切实可行的合作体系，三级医院、二级医院、基层医疗机构相互合作，与分级医疗、双向转诊制度结合，使合作的上下级医院均能受益。

在人员交流方面，内容包括上级医院对下级医院的技术指导、人员培训，以及上级医院的医务人员到下级医院坐诊、会诊、参加健康教育。在设备利用方面，下级医院依托上级医院的设备设施提高检查、诊断能力，上级医院也可以通过转诊减轻自身接诊、住院负担。

在管理方面，可以考虑由一个大型三级医院挂口若干个基层医疗机构，把基层医疗机构在三年或五年内的改进提高作为考核三甲医院的指标。作为小区域治疗中心的二级医院，也可以通过学习三级医院的管理经验，转变管理模式，提高管理水平。

2. 加强医疗机构与政府部门之间的合作

要建立上述合作体系，涉及各级别医疗机构和政府部门，单一的医疗机构没有在整体上联络和协调的能力，所以应由卫生行政部门与其他政府部门联合成立一个协调小组，统筹规划，推动体系的建立并保障其运行。

这一体系最终的目的在于为居民提供一套完整的、逐层解决健康问题的途径和办法，使他们感到能够解决健康问题，提高对医疗机构的信任度。

（六）增强正面宣传，改善社会舆论风气

社会舆论风气的改善需要医疗机构的作为，更需要政府、媒体等方面共同努力合作。卫生行政部门应有专门的宣传部门负责此方面的工作，引导有利于健康医疗环境、良好医患关系的社会舆论。即使不能占据优势地位，也可以由其权威的身份和理性的宣传对抗一部分谣言、虚假和夸大的负面消息。同时，也要联合其他政府部门，对媒体上的医疗信息进行规范化管理，整治虚假、夸大信息的传播方。

可以根据不同人群需求和接触媒体的特点，采用不同的宣传方法。宣传的人群也可以增加一些特定的人群，重视家庭成员之间的相互影响，以这些人群作为桥梁影响其家人，乃至更大范围的人群。比如学生，通过对学生的健康教育，首先提升青年、少年的健康素养，同时也可以通过他们，向他们的家人宣传一些与疾病、健康行为相关的知识。再如，由医疗机构帮助患者建立病友会：一是通过有针对性的健康教育，提高这一人群的健康水平；二是由于这一人群对健康的重视程度，可以通过他们向其家人宣传健康知识。

（七）完善现行的部分卫生政策

建议部分现有卫生政策的改进应从以下几方面同时进行。

首先，调整医保政策。一些疑难杂症的报销比例应向三级医院倾斜，一些并不严重的常见病的报销应向基层医疗机构明显倾斜，使居民在医保报销和价格的促使下更多地选择基层医疗机构。通过报销项目、比例的细化，加强医保政策对就医选择的影响。另外，已经有城市实施医保家庭账户，可以考察其实施效果，改进后推行。通过医保家庭账户提高整个家庭的医疗消费意识，同时也能有效地利用医保经费，达到更高的共济水平。

其次，完善基药制度。及时更新并使用新版的基药目录，审核后根据地方情况增加或减少一些药品种类。加强管理，保证基药配送能够满足基层医疗机构用药的需求。由卫生行政部门调控，做好某些市场原因导致短缺的药品的补充工作。

再次，继续加大对基层医疗机构的投入，允许在一定范围内的自主权。一是修缮老旧房屋，增加或更新必要的设备；二是人才引进和培训方面的投入。特别是后者，更需要政府对基层医疗机构的医务人员，特别是全科医学人才的引入和培训的帮扶。

最后，在人事方面，落实基层医疗机构的用人自主权，改进现有的人事薪酬制度。首要目标是提高医务人员的待遇，体现他们应有的劳动价值，适当合理地拉开收入差距，调动医务人员的积极性。这一目标可以通过改进、完善基层医疗机构绩效考核办法，依靠量化和效果考核，与机构的财政补助、医保支付挂钩等方法来实现。同时，为了保证较好的医疗质量，建立竞争性用人机制，可以考虑实施医务人员淘汰制。

参考文献

1. 鲍勇，杜学礼，邹鹿鸣，等.上海市居民就医流向分析及政策建议 [J].上海交通大学学报（医学版），2010，30（8）：948-950.

2. 井珊珊，尹爱田，孟庆跃，等.农村居民慢性病患者的就医选择行为研究 [J].中国卫生经济，2010，29（2）：32-34.

3. 王冉.中国新型合作医疗制度中的就医行为与医院选择 [J].国外理论动态，2009（6）：57-62.

4. 张春瑜，李天庆.大型综合性医院患者就医行为影响因素分析 [J].卫生经济研究，2009，10：32-33.

5. 高其法.患者就医行为心理与就医集中 [J].卫生经济研究，2007，1：36-37.

6. 王敏，张开金，姜丽，等.中国城乡患者就医行为影响因素模型研究 [J].中国全科医学，2010，13（7）：2127-2129.

7. 陈泉，李海涛，姚兆余.农村妇女就医行为分析——基于常州、南通、淮安三地的调查 [J].中国卫生事业管理，2010，27（4）：256-259.

8. 刘萍，方鹏骞.我国老年人口就医行为现状及干预策略研究 [J].医学与社会，2010（8）：26-40.

9. 郭文芹，武亚男，姚兆余.农村慢性病患者就医行为及其影响因素分析 [J].中国初级卫生保健，2010，24（1）：65-67.

10.贾清萍，甘筱青.农村居民就医行为影响因素的实证分析
[J].安徽农业科学，2010，38（11）：5940—5942.